您了解医美吗？

知多少

面部美容

主 编
刘庆芬 刘恋君 毛栋玲

副主编
卢 亚 王 慧 徐玉华 黄淑婷

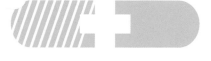

U0295437

A
Scientific
Guideline
for
Facial Beauty

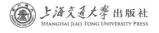
上海交通大學出版社
SHANGHAI JIAO TONG UNIVERSITY PRESS

内容提要

本书为面部医学美容科普书。医学美容是通过医学手段,包括药物、仪器及手术等方法,以达到改变人体外部形态、色泽及部分改善生理功能,增强人体外在美感为目的而进行的一系列治疗方法的总称。全书共分为三部分:面部疾病激光治疗、面部年轻化和侵入性注射及面部疾病手术治疗,让读者全面了解面部美容技术,如光电、射频、黄金微针、热拉提、超声炮、肉毒素和玻尿酸等,并从医疗专业角度对互联网各平台收集的面部美容热点问题给予解答。

本书可供爱美人士阅读参考。希望您在阅读本书之后,可以找到适合自己的变美方案,树立正确的审美观,安全科学变美。

图书在版编目 (CIP) 数据

面部美容知多少 / 刘庆芬,刘恋君,毛栋玲主编
. —上海:上海交通大学出版社,2024.5
ISBN 978-7-313-30629-6

Ⅰ.①面… Ⅱ.①刘… ②刘… ③毛… Ⅲ.①面–美

容术–基本知识 Ⅳ.① R622

中国国家版本馆 CIP 数据核字 (2024) 第 084258 号

面部美容知多少
MIANBU MEIRONG ZHIDUOSHAO

主　　编:刘庆芬　刘恋君　毛栋玲
出版发行:上海交通大学出版社　　　　地　　址:上海市番禺路951号
邮政编码:200030　　　　　　　　　　电　　话:021-64071208
印　　刷:常熟市文化印刷有限公司　　经　　销:全国新华书店
开　　本:880mm×1230mm　1/32　　印　　张:6
字　　数:105千字
版　　次:2024年5月第1版　　　　　　印　　次:2024年5月第1次印刷
书　　号:ISBN 978-7-313-30629-6
定　　价:48.00元

前　言

　　面部美容相关医疗技术是近年来备受关注的一种美容方式，它包括多种技术，如注射美容、激光美容、微整形等，注射美容主要通过注射填充剂如透明质酸、胶原蛋白等，来改善面部皱纹和凹陷，使面部轮廓更加年轻化。激光美容则是利用激光光束照射皮肤，刺激胶原蛋白再生，改善皮肤质地和色泽，同时祛除色斑、文身等。微整形则是通过注射各种药物如肉毒素、玻尿酸等，来改善面部轮廓和美化面部线条的手术。

　　面部美容相关医疗技术具有安全、快速效果显著等优点，但同时也需要注意适应证和禁忌证，避免盲目使用。同时，选择正规的医疗机构和有经验的医生进行手术，可以确保手术效果，保证手术安全性。总之，面部美容相关医疗技术是一种非常有效的改善面部容貌的方法，但需要谨慎选择和使用。

　　本书为面部医学美容科普书，全书共分三部分：面部疾病激光治疗，面部年轻化和侵入性注射及面部疾病手术治疗，让读者全面了解面部美容技术，如光电、射频、黄金微针、热拉提、超声炮、肉毒素和玻尿酸等，并从医疗角度对互联网各平台收集的面部美容热点问题给予解答。本书可供爱美人士阅读参考，找到适合自己的变美方案，树立正确的审美观，安全科学变美。

本书的完成凝聚了面部医学美容相关科室临床和护理专家的心血，感谢他们在工作之余默默地付出。本书各位编委认真仔细，编写严谨，但由于水平所限，书中可能存在疏漏及不当之处，恳请各位读者批评指正。

编者

2024 年 4 月 25 日

目 录

第一篇
面部疾病激光治疗

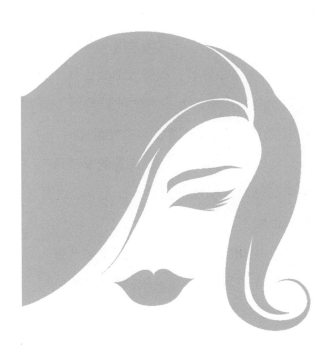

第一章　激光治疗的概念

1. 什么是激光美容

激光美容是运用激光器的精细、准确、高选择特性去除病变组织，又对正常组织没有或极少造成损伤，从而达到美容效果的一项皮肤美容技术，已成为现代美容医学不可缺少的治疗技术。

2. 激光的物理特性有哪些

（1）亮度高：激光的亮度是太阳光的 100 亿倍。

（2）单色性好：指激光的颜色纯。所谓颜色纯是指从光源里发射出来的光占有的波长范围（波段）很窄，即谱线宽度小。激光是世界上单色性最好的一种光。

（3）方向性好：激光光源的发散角极小，激光器发射出来的激光几乎是一束"平行光"，这种光束的定向瞄准效果极好。

（4）相干性强：位相差恒定的两束光在空间相遇，使一些地方的光增强，另一些地方的光变弱，这就是光的相干性。激光的相干性强。

3. 激光的分类

（1）依据激光器产生的介质，可分为固体激光（红宝石激光、YAG 激光）、液体激光（Vbeam 等各种染料激光）、气体激光（CO_2 激光、He-Ne 激光）、半导体激光（Light Sheer 等激光器）。

（2）依据释放能量的方式，可分为连续激光（CO_2 激光、氩离子染料激光）、半连续激光（铜蒸汽激光）、脉冲激光（Q-开关激光、长波段 Nd:YAG 激光等）。

（3）依据波长，可分为紫外激光器（180~400 nm）、可见光激光器（400~760 nm）、红外激光器（760~1800 nm）。

（4）依据波长是否单一，可分为激光器及强光器，强光器可用于光子嫩肤。波长越长，对组织穿透越深，不同波长的激光作用的靶组织（水、色素基团、色素颗粒及血红蛋白）也不同。

4. 激光的治疗作用有哪些

激光治疗主要是利用大功率激光对人体组织的破坏作用，而小功率激光则可提高人体组织的修复能力。大功率激光照射人体皮肤被组织吸收后，光能转变为热能，瞬间可使局部温度升高数百度，致组织凝固、炭化或者气化，与此同时，热能还使受照部位组织内液体气化，形成微爆炸，产生数十甚至数百个大气压的反冲力，也使组织受到严重的破坏，如 CO_2 激光；小功率一般为毫瓦级，对机体具有生物刺激和调节作用，能兴奋组织，促进机体代谢，消除或减轻炎症反应，缩短病程，如氦-氖（He-Ne）激光。

5. 激光治疗损容性皮肤病的选择

（1）血管性皮肤病。

采用各种脉冲染料激光（585 nm、595 nm），强脉冲光（500~600 nm）及倍频 Nd:YAG（532 nm）激光，铜蒸汽激光（578 nm）等。

原理：利用血液中的氧合血红蛋白对特定波长的激光有选择性吸收作用，当激光照射血管瘤时，激光能量被特异性吸收，血红蛋白凝固，红细胞被破坏形成微血栓，从而堵塞毛细血管，导致局部缺氧、毛细血管塌陷而达到治疗目的，而且对周围组织损伤小。激光机配备的动力冷却系统也可降低激光对周围正常组织的热损伤作用，从而减少各种不良反应的发生。

适应证：鲜红斑痣血管瘤、蜘蛛痣、毛细血管扩张、血管角皮瘤等血管性疾病。

（2）色素性皮肤病。

治疗色素加深，采用 Q 开关红宝石（695 nm）、Q 开关紫翠玉激光（755 nm）、倍频开关 Nd:YAG（532 nm）等；治疗色素脱失（如白癜风），采用紫外激光器（180~400 nm）。

原理：黑素颗粒（色基）在几个至几百个纳秒内选择性吸收高能量的特定波长激光，使黑素颗粒迅速膨胀而发生瞬间爆破，形成色素小颗粒碎屑，而邻近的正常组织不被破坏。在其后的炎症反应过程中，黑素颗粒碎屑被巨噬细胞吞噬，经代谢而排出体外或跟随表皮脱落排出体外。

适应证：雀斑、太田痣、褐青色痣、文身、洗眼线、洗眉等。波长 532nm 的 Nd:YAG 可治疗浅表色素性疾病，如雀斑、咖啡斑、老年斑等。

（3）脱毛。

可采用 LightSheer 半导体脱毛激光、长脉冲红宝石（694 nm）、长脉冲紫翠玉宝石（755 nm）、强光（500~695 nm）等。原理：毛发和毛囊的生长基地毛母质在毛发的生长期含有大量的黑素，可选择性吸收特定波长的激光，当激光照射时，激光能量被选择性地吸收，精确地破坏毛母质而不引起邻近组织的损伤，达到永久脱毛的目的。

（4）除皱。

采用长脉冲 CO_2 激光（10600 nm）、长脉冲 CoolTouch

激光（1320 nm）等。

原理：利用高能量、极短脉冲的激光对组织的气化作用，能使老化、损伤的皮肤组织在瞬间气化且不伤及周围组织，每照射一次激光就有几十微米厚的皮肤表层被蒸发掉。由于激光治疗后能使真皮中上部老化的胶原蛋白再生、弹性恢复，从而使皮肤变细嫩、丰满、光滑。适用于中、重度皱纹阶段。

（5）光子嫩肤。

原理：采用特定的宽光谱（500~1200 nm）激光，直接照射于皮肤表面，它可以穿透至皮肤深层，选择性作用于皮下色素或血管，分解色斑，闭合异常的毛细血管，同时光子还能刺激皮下胶原蛋白的增生。近来还相继出现了数种无损激光除皱嫩肤仪，如 CoolTouch（波长为 1320 nm 的 YAG），Smoothbeam（波长为 1450 nm 的半导体激光）及 Nlite（波长为 585 nm 的脉冲染料激光）等。

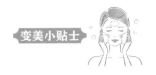

变美小贴士

网络热点问题

1 激光美容会使皮肤变薄吗？

不会。很多人认为激光美容会损害皮肤，皮肤表面被破坏，就像墙皮被凿掉一样，越做越薄。其实，25 岁以后我们的皮肤随着年龄的增长，胶原蛋白及弹力蛋白丢失，皮肤逐渐变薄。而激光通过选择性热作用淡化色斑，去除扩张的小血管，修复光损伤皮肤，改善皮肤的外观。同时，激光的光热作用能激活皮肤成纤维细胞，增加胶原蛋白，使真皮胶原纤维和弹力纤维产生分子结构的变化，数量增加，重新排列，恢复皮肤的弹性，从而达到减轻皱纹，缩小毛孔的效果。所以，激光美容不但不会使皮肤变薄，反而会使皮肤的厚度增加，并使之更加紧致、有弹性，向年轻化转变。当然，也要选择在正规的医院做激光美容治疗才合适。

2 激光美容会使皮肤变敏感吗？

不会。很多人认为，激光美容皮肤变薄，皮肤没有"老皮"的保护，皮肤会变得敏感，不耐热、不耐风，对化妆品敏感。虽然短时间内，激光美容后确实会减少表皮的水分，或者使角质层受到破坏；剥脱性治疗的激光会形成痂皮。但是所有的"损伤"都是在可控范围内，都是会愈合的，新愈合的皮肤具有完备的结构（包括角质层，角质层即使不做治疗，也会有新老更替）和新老更替的功能，所以科学的激光美容不会使皮肤变得敏感。

3 激光美容会不会产生依赖？

不会。很多人认为，激光美容效果是可以，但是一旦做了，就会产生依赖（成瘾），不做会反弹或者恶化。持这种观点的人并没有认识衰老的规律和美的科学。人体皮肤的衰老是持续的，不会因为什么原因而中止，我们所做的所有努力就是让衰老的脚步放缓慢一些。激光美容就像打扫脏了的房间，治疗一下会好一些，过一段时间还是会脏的，还是需要打扫的。想获得比较理想的效果，必然需要多次治疗或者维持治疗，这并不是因为对激光产生依赖了或者成瘾了，而是衰老必然的要求。

4 一次的激光美容就可以彻底解决问题吗？

不能。这样问无非想得到两个答案：①具体治疗几次；②治好后是否能够永久维持。人体是复杂的，每个人对某种刺激的反应及程度是有差异的，相同的问题，有些人两三次就可获得很好的效果，有些人七八次未必能取得良好的效果。就好比人的酒量，有些人喝一小杯白酒就醉了，有些人喝一瓶都不醉。

同时很多疾病注定了其必然复发性，现在的治疗仅仅是改善，比如雀斑是遗传性疾病，治疗后只能维持一段时间，其后总是有一定程度的复发，也就说"毕其功于一役的想法"是不科学的。

5 激光美容后要防晒，不做治疗了可以不防晒吗？

不可以。激光美容后是对防晒有明确要求的，一般治疗后 3 个月内应注意防晒，以免色素沉着。但是，需要指出的是，防晒并不是激光美容后才要注意的。阳光中的紫外线是引起皮肤光老化（色斑、红血丝、细小皱纹）的主要凶手，从预防光损伤、保护皮肤的角度出发，无论什么时候都要注意防晒，并且根据不同的环境选择不同的防晒霜。

6 激光美容是不是绝对安全、无风险？

不是。激光美容也是相对安全的，如果设备性能不好，或者操作者临床经验不足，也存在一定的风险。

疼痛：即使有些设备号称无痛脱毛，在达到治疗量的时候还是会感觉到痛（能量积累到治疗量时必然有感觉），当然疼痛一般随着治疗结束而终止。

红斑、紫癜、水疱或结痂：激光作用的本质是热损伤，所以常常会有这几种表现，多数情况下这些症状是治疗必然伴随的症状，有时候是能量调控和机体不适应的表现。

色素沉着：多数人的皮肤通过激光美容能达到美白紧致的效果，激光美容后只要注意防晒，多数人是安全的，可是对于某些病症（黄褐斑），某些人（近期暴晒，或者有光敏物质摄入）可能反而会出现色素沉着（肤色可能比治疗前更深），这需要长达数周甚至数月的恢复。

痤疮样皮疹：有时本来是治疗痤疮的，但首次治疗后反而诱发痤疮样皮疹，一般为暂时性的。当然，不同的治疗可能还有其他的不良反应。

第二章　色素性皮肤病

第一节　雀　斑

1. 什么是雀斑的定义

雀斑（ephelides）是一种常见于面部的褐色点状色素沉着斑，好发于女性，在儿童期即可发病。患者多有家族史，日晒也会导致雀斑发生，且在夏季时，由于日晒而变得比较明显。

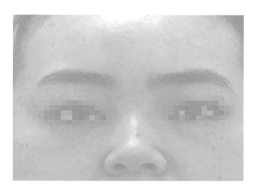

2. 基本病因是什么

（1）遗传因素。遗传是雀斑发病的主要因素，雀斑为常染色体显性遗传病。

（2）光照。日光的暴晒或 X 线、紫外线照射过多，皆可促发本病并使其加剧，且可使皮肤中黑素细胞的形态变大，产生黑素的能力增强，从而使色斑颜色加深、形态变大、数目增多。日光暴露对雀斑的发生是一个重要因素，非日光暴露部位不发生雀斑。

3. 好发于哪些部位

多分布于曝光部位，如面部，特别是鼻部、两侧面颊，也可见于手背、颈肩部。非曝光部位和黏膜组织没有雀斑出现。

4. 有哪些皮损特点

皮损形态为圆形、卵圆形或不规则形，大部分斑疹直径在 1~2 mm，少数可大至数毫米，但一般都小于 5 mm。数目多少不一，少至几个，多者可达数百个，散在或密集成群分布，互不融合。较大范围的雀斑除累及鼻部和面颊部外，还可波及上眼睑和前额部。颜色呈淡褐色至深褐色不等，一般左右对称出现，皮损颜色随曝光程度不同而变化。具有夏重冬轻的特点。夏季日晒充足，色斑数目增多，颜色加深，面积变大；冬季日晒较少，色斑数目减少，颜色变浅，面积缩小。

5. 治疗的方法

雀斑对身体健康没有任何影响，若自认为影响美观者，可给予治疗。患者应减少日光的过度照射，目前最安全的治疗手段是激光治疗，也可采用强脉冲光进行治疗。

6. 激光治疗的目的

激光治疗雀斑是根据选择性光热作用的原理，使用波长、脉宽以及合适能量的激光，使色素颗粒瞬间爆破，而不损伤附近的组织，减少留下瘢痕的可能。

7. 激光治疗的疗效

一般同一皮损治疗1~2次即可清除。该治疗不能防止复发，部分患者术后仍可逐渐出现新的皮疹，术后应严格防晒。

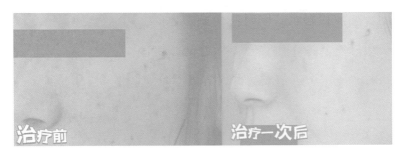

常用设备。一般采用调Q的短脉冲激光，波长选择能被黑素很好吸收的波段。常用的设备包括：调Q翠绿宝石激光（波长755nm）、调Q红宝石激光（波长694nm），以及现在的皮秒激光。

8. 激光治疗的术后反应

（1）治疗后患者往往有烧灼感，继而周边出现轻度红肿，一般在 1~2 小时会缓解。适时做好合适的冷敷护理。一般 3~10 天内皮损以黑色痂皮的形式脱落。

（2）术后 2~4 周内部分患者会出现色素沉着，但一般都是暂时的，大多可在 4~6 个月内消退，少数可能需要 9 个月或者更长时间。如色素沉着严重，可予医院就诊，予外用或口服药缓解。

9. 激光治疗后的注意事项

治疗后 3~5 天内不要化妆，治疗部位 1 周内应尽量避免搔抓及接触水，同时避免剧烈运动，可每天外用生长因子或修复药液 1~2 次。要做好防晒措施，避免过度的日光照射，使用防晒霜或者物理防晒（如撑伞、戴帽子）等。

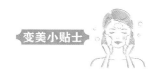

变美小贴士

网络热点问题

1 激光祛斑后会反弹吗？会反黑吗？

对于雀斑来说，不存在反弹一说，通过光电手段一次性即可将 80%~90% 的雀斑去除，但由于雀斑的发生与紫外线照射有关，因此，治疗后一定要注意防晒，尽量避免雀斑复发。

2 雀斑可以根治吗？

雀斑患者在受到紫外线照射时斑点容易再生，所以做好防晒工作是防止雀斑大面积再生或复发的关键。如果患者雀斑治疗后经过一段时间又发现新的雀斑长出，重新使用光电的办法进行治疗依然有很好的效果。

3 雀斑从什么年龄开始治疗合适？

雀斑只是影响美观，不影响全身的健康，而且它是无法根治的，所以治疗的时间选择也是根据个人对美观的要求，一般可以等到青春期以后，对自己的外貌有了要求，再开始治疗，当然也可以根据实际情况选择更早治疗或不治疗。

4 激光治疗和强脉冲光治疗哪个更好？

激光治疗和强脉冲光治疗对雀斑都是有效的。如果雀斑的量比较少，可以选择激光治疗；如果雀斑的数量比较多，颜色比较深，皮肤相对比较白，可以选择强脉冲光治疗。

激光治疗一般1次就可以；强脉冲光治疗，一般需要1~3次。

5 皮秒激光治疗雀斑有哪些优点？

皮秒激光属于调Q激光的一种，它的主要优点是对皮肤的损伤轻、恢复快，激光治疗以后引起色素沉着的程度轻，适合于普通调Q激光治疗后出现反黑可能比较明显的患者。

第二节　雀斑样痣

1. 什么是雀斑样痣

雀斑样痣是一种常染色体是显性遗传病，主要由于皮肤中黑色素细胞异常增多造成。

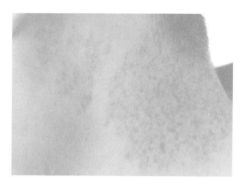

2. 病因是什么

本病的发病机制复杂，尚不十分清楚，可能与遗传有关。

3. 有哪些表现

雀斑样痣也是遗传综合征的一个特征，可以出现在人体的任何一个地方，但最常见的地方就是皮肤和黏膜交界处，通常是直径1~2 mm的棕色斑点，皮损一般是单侧分布，随着年龄的增加，面积会逐渐增大。

雀斑样痣和雀斑的区别在于，雀斑局限于光暴露部位（面部、上肢伸侧和胸背上部），不出现在黏膜部位，而且斑疹颜色夏季加深，冬季变淡。而雀斑样痣可出现在任何部位皮肤或黏膜，斑疹颜色与季节无关。雀斑是表皮内黑素增加，但黑素细胞的数目不增多；而雀斑样痣使表皮基底层黑素细胞数目增多，但没有明显聚集，且真皮浅层常见噬黑素细胞。

4. 怎样治疗

雀斑样痣不会威胁患者生命，可以不用治疗。但是严重的雀斑样痣会影响美观和心理健康，对于有治疗需求的患者，医生可以根据色斑的严重程度和患者个人经济条件，选择合适的方案进行治疗。激光是最常用的治疗方式。

激光治疗常用 Q 开关翠绿宝石激光（波长 755nm），目的是去除色斑，优点是针对性好、不伤及周围正常组织、治疗过程痛苦较少，后遗症较少。治疗时应先从小剂量开始，逐渐调整到色素变白为显效剂量，再开始大片治疗，避免首剂用高能量密度治疗，以免形成瘢痕或色素脱失，特别是对于深肤色患者。

5. 激光治疗的疗效

调 Q 激光可以去除雀斑样痣，虽然没有雀斑那么明显，但大多数都能起到减淡甚至彻底消除的作用。部分患者可能复发。

6. 日常生活怎样管理

（1）不良反应：主要为暂时性色素沉着及色素减退，一般于3~6个月消退。

（2）防治：建议患者在日常生活中，注意避免紫外线的过度照射，做好防晒；还应注意避免放射线的过度照射，做好防护措施；注意休息，避免长期熬夜。

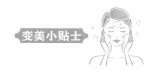

变美小贴士

网络热点问题

1 雀斑样痣的治疗效果如何？

雀斑样痣治疗后可淡化，部分可接近正常皮肤，也有部分效果不佳，有一定的复发率。

2 雀斑样痣和雀斑哪个治疗效果好？

雀斑治疗的效果比较好，一般1次治疗就可以治愈或明显好转，而雀斑样痣治疗效果相对较差，一般需要治疗2次以上。而且雀斑样痣比较容易复发，即使做到了很好的防晒，也可能会复发，而雀斑做好防晒，就可以减少复发的概率。

3 雀斑样痣会不会越长范围越大？

有些患者的雀斑样痣，随着时间的延长会逐渐扩大，它一般是单侧分布的，但是不会无限制地生长下去，相对来说会局限在一定的范围之内，但这个范围每个患者的差别也比较大。

4 雀斑样痣晒太阳会加重吗？

雀斑样痣虽然不是晒太阳过多引起的，但是雀斑样痣患者需要避免过多日晒，否则会使它的颜色更深，但是和雀斑相比，雀斑样痣过多的日晒颜色不会加深太多。

5 雀斑样痣会不会癌变？

雀斑样痣一般不会癌变。但是有一种外观类似雀斑样痣的疾病——恶性雀斑样痣，可能会导致癌变。所以发现自己有雀斑样痣的可能时，需要到医院就诊来确诊。

第三节　牛奶咖啡斑

1. 什么是牛奶咖啡斑

牛奶咖啡斑（cafe-au-lait spot）是在出生时或出生后不久即可发现的褐色斑片，多发于面部和躯干，呈散在分布。斑片大小不一，形状不同，但界限清楚、表面光滑，可随年龄增长而增大、增多。

咖啡斑多见于正常人，也可为多种遗传学疾病的表现之一，如神经纤维瘤、奥尔布赖特综合征（McCune-Albright综合征）等。

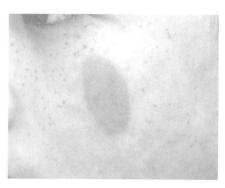

2. 病因是什么

咖啡斑属于色素沉着性皮肤病的一种，具体发病机制尚不明确，多数见于正常人，其发生与日晒可能并无关系，一般出生时或婴儿期就可以出现。

咖啡斑也可为多种系统性疾病的表现之一，如神经纤维瘤、奥尔布赖特综合征、Legius 综合征、豹斑综合征（Leopard 综合征）、斑驳病、范科尼贫血及共济失调毛细血管扩张症等。

3. 有哪些表现

皮损一般出生时就有，可发生于身体任何部位。皮损颜色可由淡褐色至深棕色，就像咖啡和牛奶以不同的比例混合而呈现不同的深浅，同一皮损的颜色均匀一致。皮损的大小可从几毫米的斑疹到 20 cm 的斑片，甚至更大。皮损的边界清晰，较大的皮损边缘可以不规则，呈锯齿状。

本病常分为两型：①孤立性牛奶咖啡斑（isolated cafe-au-laitmacules, ICALM），皮损数量一般在 3 个以下，大小通常在 0.5~1.5cm。②多发牛奶咖啡斑（multiple cafe-au-laitmacules, MCALM），常为一些多系统疾病的临床体征，多见于神经纤维瘤、奥尔布赖特综合征和 Watson 综合征。

在这 3 种疾病中，牛奶咖啡斑表现得特别明显。其他可见本症的疾病有 Russell-Silver 侏儒症（45%）、多发性黑子综合征（38%）、共济失调性毛细血管扩张症（20%）、结节性硬化症、基底细胞痣综合征、表皮痣等。

4. 激光治疗

咖啡斑一般不需要治疗，影响容貌者可选择激光治疗，但有复发的可能。

由其他疾病引起的咖啡斑以病因治疗为主。

牛奶咖啡斑可用激光治疗。具体治疗激光常用调 Q 激光，治疗原理是选择性光热作用，黑色素对其波长具有较长的吸收特性。常用的调 Q 激光波长有 532nm、755nm、694nm、1064nm。治疗剂量以皮损呈现灰白色为度，皮损脱落的时间可能较雀斑治疗后略长，脱落后肤色一般较正常白，以后逐渐恢复正常，部分皮损在治疗后 1~6 个月内复发。

5. 治疗疗效

治理效果在不同患者中差别较大，部分患者的皮损经多次治疗后逐渐减轻，直至完全消失。但部分患者虽经多次治疗，皮损仍会反复复发。

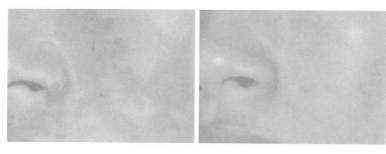

6. 日常生活管理有哪些

（1）不良反应。治疗即刻可能出现皮损，治疗后局部可能出现小水泡。小水泡一般不建议处理，自然吸收即可恢复。部分患者可能会出现暂时性色素沉着或色素减退，一般 6 个月左右恢复。一般治疗间隔 3~6 个月。

（2）应注意防晒，减少紫外线暴露，外出可涂防晒霜，或使用遮阳帽、遮阳伞、防晒衣等。一般不需要特殊的日常病情监测，但如果在皮肤上出现 6 个以上面积较大的咖啡斑，一般需要考虑神经纤维瘤的可能，需到医院进一步检查。

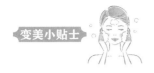

变美小贴士

网络热点问题

1 越是规则的咖啡斑，是不是治疗效果就越不理想？

是的，比较规则的咖啡斑复发的概率较高，但也不是绝对的。

2 咖啡斑平时要注意防晒吗？

咖啡斑的颜色深浅会随着不同的季节以及日晒程度内分泌的情况变化而变化。出现了咖啡斑，经过太阳暴晒以后，黑素的沉淀就会加重，咖啡斑的颜色也会加深，由原来的浅褐色变为深褐色。所以应当避免太阳暴晒。

3 什么样的咖啡斑是神经纤维瘤引起的？

神经纤维瘤也会在皮肤上出现咖啡斑，这种咖啡斑往往数量比较多，会大于 6 个，而且除了咖啡斑以外，还可能伴有皮肤多发的丘疹、结节等其他表现，所以当身上的咖啡斑数量大于 6 个，需要到医院就诊，确诊是普通咖啡斑还是由神经纤维瘤所引起的咖啡斑。

4 咖啡斑激光治疗后会留疤吗？

咖啡斑的治疗一般采用调 Q 激光来进行治疗，这种调 Q 激光对皮肤的损伤比较轻微，一般不会出现瘢痕，但是可能会出现色素脱失或色素沉着等少见的情况。

5 咖啡斑会不会随年龄增大越来越多？

普通的咖啡斑小儿中的发病率大概为 10%，一般来说，出现咖啡斑以后，数量和大小都恒定不变，如果数量越来越多，需要到医院就诊，排除神经纤维瘤的可能。

第四节　脂溢性角化病

1. 什么是脂溢性角化病

脂溢性角化病（seborrheic keratosis, SK）是一种最常见的表皮良性肿瘤，主要见于 40 岁以上的成人，其发病率随年龄的增加而增加，因此又称为老年疣、老年斑，也称为基底细胞乳头状瘤。

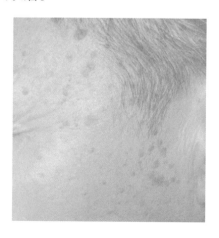

2. 基本病因是什么

脂溢性角化病的确切原因和发病机制尚不清楚，其发生和皮肤的老化有相关性。

部分有家族史。主要见于40岁以上成人，其发病率随年龄的增加而增加。SK损害是伴随着皮肤老化而出现并逐渐增多的。

长期慢性的紫外线照射可促进SK的发生，导致在阳光暴露部位，包括面、颊部和上肢伸侧出现多发SK损害，早期可表现为日光性雀斑样痣（淡褐色斑点）。

3. 有哪些症状

皮损常多发、深色、界限清楚，可为大小不等的扁平丘疹或斑块，表面多粗糙，有黏附在皮肤表面的感觉，以面部（尤其是颧部）和躯干多见，不累及掌、跖。一般无明显临床症状，有时个别皮损可有瘙痒或疼痛感。病程缓慢，但也有发疹性发病。

脂溢性角化病的皮损表现多样，即使是同一患者，其身上的皮损的大小、颜色、形态等也均互不相同，直径从数毫米至数厘米，但多在1cm以内。颜色可从肤色至淡褐色至黑色，形态可以是圆形或卵圆形斑、斑片或丘疹、斑块，表面光滑或粗糙。同一损害的不同发展阶段表现也不一样。

初期可能是淡褐色斑。逐渐增大、隆起，呈扁平丘疹或斑块，表面逐渐粗糙，甚至呈疣状。

颜色加深呈深褐色甚至黑色，可有油腻性的脱屑。受刺激或感染后损害可肿胀，伴有渗液、结痂、偶有出血。常常具有共同的特征：黏附样外观，境界清楚，有程度不等的角化。

本病一般无自觉症状，少数有阵发性一过性瘙痒，极少发生恶变。

4. 激光治疗

应根据患者的要求以及不同的皮损特点，采取不同的治疗措施。

（1）不典型的皮损需要与黑素瘤相鉴别，建议手术切除后做病理活检。

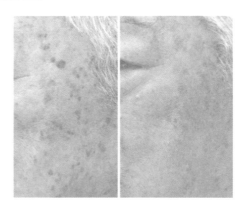

（2）对于没有明显高出皮面的、以色素增加为主的脂溢性角化病，可考虑采用选择性被黑素吸收的激光进行治疗，以期达到美容上的要求。具体的激光器有：调 Q 翠绿宝石激光（波长 755nm），调 Q 红宝石激光（波长 694nm）、倍频调 Q Nd:YA 激光（波长 532nm）等。

（3）对于明显高出表面的皮损，可以用一些传统的治疗手段，如液氮冷冻、刮除、连续式 CO_2 激光或手术切除等。

5. 激光治疗的疗效

对于没有高出皮面的皮损，第一次治疗后若有一部分皮损未被清除，则应给予再次治疗，一般在初次治疗 6 个月之后。高出皮面的皮损，一般一次即可。由于治疗时表皮破损，治疗后仍然存在产生瘢痕的风险，但与传统的治疗手段相比较，其发生率要低得多。

6. 治疗后日常生活管理

（1）不良反应。注意局部皮肤的保护，避免搔抓，以防破溃感染。采用调 Q 激光治疗时，部分患者可能出现暂时性色素沉着，一般 3~6 个月可自行消退。如采用超短脉冲 CO_2 激光或铒激光治疗，可能有部分的色素沉着或色素减退，但一般在 6 个月内可以消退。

（2）防治。主要是预防感染和避光。术后创面给予抗生素软膏保护，每日外用 1~2 次。痂皮脱落后，可外用防晒霜。外出时应做好防晒，避免长时间日晒或晒伤，可进行物理防晒，如撑伞、戴帽子等。

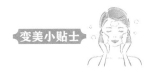

变美小贴士

网络热点问题

1 脂溢性角化激光治疗后会复发吗？

不会，但是脂溢性角化病与日晒光老化有关，防晒没有到位，还会再长，也可能会出现在原来的部位。

2 一般需要几次祛除干净？

一般 2~3 次，中间间隔 3~6 个月的时间。如果是突出皮肤表面的，一般 1 次就可以。

3 脂溢性角化会不会癌变？

脂溢性角化属于皮肤的良性病变，是不会癌变的。

4 有的人身体上出现了特别多的脂溢性角化病的皮疹，需要引起警惕吗？

有些人在短时间内皮肤上出现了非常多的脂溢性角化病的皮疹，有几十个甚至上百个，需要到医院就诊，同时还是要根据皮肤科医生的意见决定是否需要请消化科会诊来排除胃肠道病变的可能，因为有些多发性脂溢性角化可能会合并胃肠道的肿瘤。

5 脂溢性角化是因为吃油腻的食物太多吗？

脂溢性角化病的名称容易让人有吃油腻食物过多的误解，这种疾病其实是皮肤的一种老化的表现，角质层过度增生，色素增加，和吃油腻的食物过多无关。

第五节　太田痣

1. 什么是太田痣

太田痣（nevus of Ota）是一种表现为三叉神经眼支、上颌支支配区域出现蓝灰色或灰褐色斑片损害的色素增加性皮肤病。

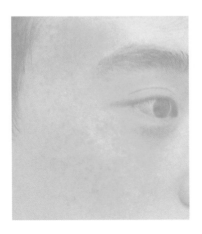

2. 病因是什么

在胚胎发育时期，黑素细胞因为未知原因未能通过表皮、真皮交接，停留在真皮内而形成的病变。也有研究认为，太田痣可能不是黑素细胞的残留，而是一种与蓝痣类似的错构瘤。部分患者的真皮黑素细胞中存在雌激素、孕激素、雄激素受体，与青春期太田痣的发生和加重有关。

3. 有哪些表现

皮肤损害。一般发生于一侧颜面部，三叉神经Ⅰ、Ⅱ支支配区域内多见，基本损害呈斑片状，有时可轻度隆起，上无毛发，边界清楚，最常见于眶周、颞部、鼻部、前额和颧部。少数的病例为双侧性。颜色为灰蓝色、青灰色、灰褐色、青黑色，一般呈褐色斑状或星网状，而蓝色较为弥漫。色斑颜色还常随年龄的增长而加深，在斑中偶有结节表现。

黏膜损害。约2/3的患者同侧巩膜有蓝染或褐色斑点，有时睑结膜、角膜也有色素斑，少数患者口腔和鼻黏膜也有类似损伤。

并发症。青光眼是太田痣最常见的眼部并发症，部分可有眼压升高。其他眼部良性的并发症包括先天性白内障、原发性色素性视网膜炎、视盘海绵状血管瘤。

4. 激光治疗

太田痣严重影响患者外貌，常给患者造成较大心理压力，应及早治疗。治疗上多采用激光治疗。

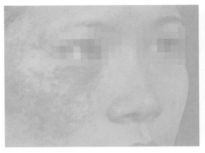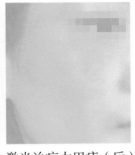

激光治疗太田痣（前）　　激光治疗太田痣（后）

激光治疗太田痣使用一定能量密度、频倍、波长的激光照射病变，可以在不影响正常组织的情况下，使色素颗粒在瞬间因吸收极高的激光能量而迅速膨胀、碎裂，形成更小的碎片，在随后的反应中，碎片被体内的吞噬细胞清除并排出体外，从而达到治疗目的。

YAG 激光、翠绿宝石激光、Q 开关红宝石激光、皮秒激光均能有效、安全地治疗太田痣。

5. 治疗疗效怎样？

疗效受多种因素的综合影响，如治疗次数、间隔时间和治疗部位。不同的部位对治疗反应有所不同，睑部和颞部的疗效差于其他部位，所需的治疗次数要多。现有的激光治疗手段均有理想疗效，经多次治疗后均能达到治疗效果，少数患者治疗后会有肤色不均匀现象。

6. 激光治疗后日常生活管理

（1）术后护理。激光照射后局部可有不同程度肿胀，或有细小水疱，术后局部外用抗生素软膏，约1周后有细小痂皮脱落。对形成的痂皮不要随意抓挠，应任其自行脱落。治疗间隔一般在4~6个月。

（2）防晒。术后尽量减少日光照射，酌情使用防晒霜。

太田痣患者面部有大片色素斑，影响美观，易形成孤僻、自卑的心理。太田痣要多次治疗，应对本病有正确的认识，积极配合治疗。

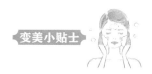

变美小贴士

网络热点问题

1 太田痣治疗后会复发吗?

这个胎记的复发概率非常小，基本上治疗后接近正常皮肤。

2 多久能看出治疗后的效果?

激光治疗的原理是色素颗粒瞬间因吸收高强度激光能量、膨胀破裂成小碎片，被体内吞噬细胞清除排出，一般要在治疗后的3个月左右慢慢开始变淡，整个治疗过程需要 4~6 次，每间隔 6 个月治疗一次。

③ 太田痣随着年龄的增长颜色会慢慢变淡吗？

不会。随着年龄增长颜色反而会逐渐加深。

④ 太田痣目前治疗效果最好的技术是什么？

太田痣属于真皮的色素细胞增加引起的疾病，目前对这种疾病治疗常用的是调 Q 激光，调 Q 激光当中皮秒激光是对太田痣等真皮性病变效果最好的激光种类。

⑤ 太田痣要等到 18 岁以后病情稳定再开始治疗吗？

太田痣建议尽早进行治疗，时间越早，治疗的次数越少，治疗的费用越低，而且对孩子的心理影响最小，如果等到成年以后再开始治疗，治疗的花费、治疗的疗程都会增加，而且地孩子的心理影响也较大，所以建议尽早开始治疗。

第六节　颧骨褐青色痣

1. 什么是颧骨褐青痣

颧骨褐青痣又叫获得性太田痣，主要表现为颧部对称分布的灰黑色点片状斑。

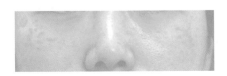

2. 病因是什么

褐青色痣，因为好发于颧骨又称颧骨母斑，而色素沉积于真皮层，又俗称真皮斑。

褐青色痣（真皮斑）的患者部分有家族史。该疾病需要与太田痣和雀斑加以区别，曾被认为是太田痣的一个变种，但其实和太田痣在临床特点和组织病理上均有不同，也有人称本病为获得性太田痣或 Horis 斑。

3. 有哪些表现

褐青色痣（真皮斑）多发于女性，发病年龄多在 16 ~ 40 岁，部分患者有家族史。患者皮损主要发生在颧部、额部、鼻翼、鼻梁、颞部及下睑等部位，多为双侧对称分布。皮损多表现为聚集成片的黑褐色、青褐色或灰褐色的斑疹、斑片，多为绿豆大小，孤立或融合成片，黏膜一般无累及。

4. 激光治疗

褐青色痣（真皮斑）越早治疗效果越好。因为年龄越小，沉积的色素颗粒少，治疗效果就好。另外早期面积小，成人后面积变大，色素颜色加深，加大了治疗的难度，增加了治疗费用。常用 Q 开关激光及皮秒激光。现有大量的临床数据证明采用皮秒激光治疗褐青色痣可以取得令人满意的效果。

5. 治疗疗效

治疗数次后效果较好。治疗间隔最好在 4 个月以上。

6. 治疗后日常生活管理

（1）术后护理。激光治疗后护理同太田痣。部分患者易发生色素沉着，一般数月后会自行消退。

（2）防晒。避免日光暴晒，外出需注意做好紫外线防护。

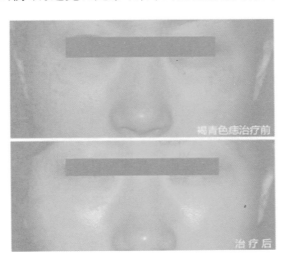

褐青色痣治疗前

治疗后

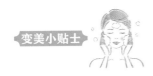

变美小贴士

网络热点问题

1 褐青色痣治疗后还会复发吗?

褐青色斑治疗后一般不会复发。成年女性如果重叠黄褐斑，一般要先治疗黄褐斑，再治疗褐青色痣，这样就延长了治疗时间。

2 褐青色痣治疗需要几次？

每个人的机体不同，对于激光的耐受程度是不一样的，因此治疗次数也是因人而异的。

3 褐青色痣是不是由过多日晒引起的？

褐青色痣是皮肤的真皮内色素细胞增加引起的，与日晒无关，但过多的日晒会使它的程度加深，所以在褐青色痣的治疗当中要注意防晒。

4 褐青色痣只能做激光吗？可以使用药物治疗吗？

褐青色痣是由真皮内的黑素细胞数量增加、色素增多引起的，通过药物无法减少黑素细胞的数量，所以药物治疗没有效果，只能通过激光进行治疗，破坏真皮内的黑素细胞及其产生的色素，才能达到良好的治疗效果。

5 褐青色痣为什么需要几个月治疗一次？间隔时间能不能缩短？

激光治疗褐青色痣，主要是通过激光破坏真皮内的黑素细胞的色素颗粒，使这些颗粒在激光的作用下被分解破坏，然后被人体的细胞吞噬，通过淋巴循环排出体外，而这一过程是非常缓慢的，一般需要几个月的时间，所以临床上一般需要间隔4个月以上才能治疗一次，过短的治疗间隔并不能起到显著缩短疗程的效果，反而不利于机体的恢复。

第七节　色素痣

1. 什么是色素痣

痣细胞痣（nevus cell nevus）也称色素痣、细胞痣、黑素细胞痣和痣（nevus），属于黑素细胞系统的良性肿瘤，根据组织学分类为交界痣、混合痣和皮内痣。色素痣婴儿期少见，随年龄增长而逐渐增多，往往在青春期明显增多。

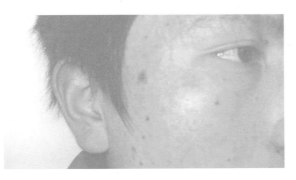

2. 病因是什么

大部分色素痣病因不明，可能与先天遗传或发育缺陷有关。

3. 有哪些表现

痣细胞痣可分为先天性和后天性，出生时即可存在，无性别差异。无一定好发部位，可呈斑疹、丘疹、乳头瘤状、疣状、圆顶状或有蒂损害，其颜色一般为黄褐色、黑色（蓝色）或正常皮色。斑疹状常无毛，高出皮肤表面往往有黑而粗的毛，掌跖和黏膜的损害无毛（先天性巨大色素痣除外）。皮损数量多少不定，有时可成批出现或呈发疹样广泛分布 Cockarde 痣：痣位于中央，周围是着色晕，两者之间夹有一无色素带少见。根据痣细胞在皮肤内的位置不同，可将其分为交界痣、混合痣和皮内痣。扁平皮损提示为交界痣，直径为几毫米到几厘米，平滑、无毛或略高，掌跖及生殖器的色素痣常属这一类；略高起皮损者多为混合痣；而乳头状瘤样皮损和几乎所有半球状和带蒂皮损为皮内痣，皮损直径一般小于 1cm，表面可有毛发，边缘规则，呈深浅不同的褐色，为成年人最常见的一类色素痣，不发生在掌跖及生殖器部位。本病进展缓慢，多无自觉症状。

4. 临床治疗

绝大多数痣细胞痣不需治疗，对以下情况可考虑 CO_2 激光的烧灼或手术切除：①影响美容；②痣细胞痣发生在经常受刺激的位置；③痣细胞痣生长在外阴易摩擦部位；④痣细胞痣颜色特别黑，色素分布不均，边界不整齐，与正常皮肤分界不清，以及面积较大或突然迅速增大。怀疑恶变的应该手术切除并做病理检查，一般不宜采用破坏性疗法，如电干燥术、冷冻术和磨削术。瘢痕体质者一般不建议因为美容要求而治疗。

5. 治疗疗效

一般色素痣一次即可清除，部分直径较大需分次切除。少部分色素痣激光去除后有复发的可能，多次后应考虑手术切除。

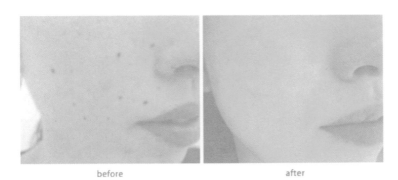

before　　　　　　after

6. 治疗后日常生活管理

（1）术后护理。激光及手术后1周要避水，保持伤口干燥，防止感染。术后有留疤的可能，应积极做好预防瘢痕的处理，可以外用硅酮软膏或瘢痕贴。

（2）防治。无需特殊关注，避免痣及周围皮肤出血性的损伤。不要用手抓破，更不能乱涂腐蚀剂祛痣。

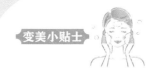

变美小贴士

网络热点问题

1 祛痣会留疤吗?

有留疤的可能,如果色素痣直径较大、突出,一般需要手术切除,手术遗留瘢痕是必然的。色素痣颜色较深的话,激光祛除留疤的概率也会高一些。

2 祛痣后恢复期需要忌口吗?

不必忌口,保持伤口干燥和注意防晒即可。

3 什么样的色素痣会癌变?

(1)快速生长和不对称:色素痣在短时间明显变大,一半与另一半不对称。

(2)边缘不规则:与正常色素痣的平滑边缘轮廓不同,恶性色素痣表现为边缘凹陷或锯齿状等。

(3)颜色变化:正常色素痣通常为单色,恶性色素痣可出现棕色、棕色、蓝色、粉红色、白色和除黑色外的其他不同颜色。

(4)直径增大:当色素痣直径增大或大于 5 mm 时,需要警惕。对于直径大于 1 cm 的色素痣,通常建议进行切除和活检。

（5）表面隆起和表面皮肤完整性改变：对于恶性转化的色素痣，可高于皮肤表面，呈斑块或结节、蘑菇或花椰菜状；或表面破裂后长期治疗后出血、渗出，附近淋巴结肿大，周围存在卫星状的受损。

4 色素痣激光治疗后复发还能再次激光治疗吗？

色素痣激光治疗后有一定的复发率，一般情况下还是可以再次激光治疗的，但是如果反复激光治疗后还是复发，不建议持续进行激光治疗，可手术切除。

5 什么部位的色素痣会更容易癌变？

普通的、小的色素痣恶变率还是比较低的，外阴、手足和过度日晒部位的色素痣相对来说恶变率略高一点，这些部位的色素痣，日常需要定期关注，如果有必要的话可以预防性地切除。

第八节　黄褐斑

1. 什么是黄褐斑

黄褐斑（melasma）是一种常见的获得性、对称性斑片状色素沉着病，大多累及面部、颈部等曝光部位，以女性多见。皮疹多对称分布，与日晒有很大关系，通常在春夏季加重、秋冬季减轻，发展缓慢，可持续多年。该病治疗困难，易复发。黄褐斑根据发病人群和分布部位的不同有不同的俗称，肝病患者伴有此色素斑，称为"肝斑"；发生于孕妇的称为"妊娠斑"；对称分布在面颊部，形似蝴蝶状，又可称为"蝴蝶斑"。

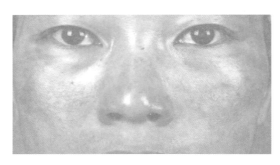

2. 病因是什么

黄褐斑发病原因复杂，与内分泌失调（如月经不调、甲状腺疾病等）、怀孕、口服避孕药、肝功能异常、消化不良、营养失衡、贫血、睡眠质量不佳、精神压力大、护肤品不当使用、错误护肤习惯及日晒等多种因素相关。本病的黑素增加与黑素细胞活性增加有关，而造成其活性增加的原因还不十分清楚，但对于妊娠期妇女来说，其产生黄褐斑的原因可能是水平升高的雌激素和孕激素刺激黑素细胞活性增高。

3. 有哪些表现

皮损可对称分布于面部的突出部位，以颧部、前额和两颊最明显，鼻及颧部皮损常融合成蝶状，偶尔也可发生在前臂。皮损表现为淡褐色至淡黑色、大小不等、形状不规则的斑疹或斑片，表面光滑，有融合倾向，边缘清楚，局部无炎症及鳞屑；色素随季节、日晒、内分泌变化等因素可稍有变化。无主观症状。

4. 治疗方法

寻找病因，对症处理。治疗目标是使色斑变淡或恢复正常，面积减小或消失。

（1）一般治疗。

避免诱发因素，调整生活方式。

避免服用引起激素水平变化的药物，避免服用光敏性药物。

劳逸结合，保证睡眠充足；调整心境，缓解紧张、焦虑；饮食规律而适宜。

正确选择和使用化妆品也很重要。

（2）防晒。

外出使用防晒指数 >30 的防晒剂，需要每日使用。同时配合使用遮阳伞或防晒帽等有效的物理防晒工具。

（3）修复皮肤屏障。

在医生指导下使用具有抗敏、保湿作用的医学护肤品，增强皮肤耐受性，促进皮肤屏障修复。

（4）口服药物治疗。

由于个体差异大，应在医生指导下充分结合个人情况选择最合适的药物。

维生素 C 和维生素 E：维生素 C 可抑制黑素合成，维生素 E 具有较强的抗脂质过氧化作用。以口服为主，二者联合应用效果更强。

氨甲环酸：口服氨甲环酸可以治疗黄褐斑，需要低剂量长期服用。一般 1~2 个月后逐渐起效，需要服用 6 个月甚至更长时间，临床观察安全有效。建议停药前逐渐减量，避免复发。

（5）外用药物治疗。

漂白褪色剂：主要是苯酚或非苯酚衍生物，苯酚类制剂包括氢醌和氢醌的混合制剂，尽管对氢醌的漂白作用有不同观点，但氢醌仍是 FDA 认可的治疗黄褐斑最有效的局部漂白剂；非苯酚类漂白剂包括维 A 酸和壬二酸。

化学剥脱剂：浅、中、深层的化学剥脱适用于浅色人种患者，但对黑色人种、黄色人种患者则需谨慎，常用 25% 三氯醋酸、95% 酚溶液等，可有暂时疗效。

（6）激光治疗。

激光治疗具有一定的临床疗效，一般选用1064 nm(C10、

S10）等激光，皮秒大光斑低能量激光或者强脉冲光治疗，病程较长，需多次治疗，一般治疗间隔1~2个月。避免长期口服避孕药。

5. 治疗后日常生活管理

（1）术后护理。激光治疗前后需要保湿防晒，使用温和的洁肤、护肤产品，不要按摩、摩擦皮肤，不要过度使用面膜。

（2）防治。保持精神愉快、生活规律及充足的睡眠。合理使用化妆品谨慎使用网络化妆品，尤其避免使用含有激素的化妆品，禁止磨皮去角质。严禁使用洁面刷损伤皮肤角质层。提倡物理防晒，配合使用SPF>30的防晒产品。

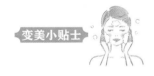

变美小贴士

网络热点问题

1 化妆品会引起黄褐斑吗？

一些化妆品中含有防腐剂、金属、色素等有害成分，长期化妆可能会产生黄褐斑。

2 黄褐斑和日晒有关吗？

有一定关系，频繁受到紫外线的刺激，可能会引发黄褐斑。

3 熬夜会引起黄褐斑吗？

长时间熬夜会影响人体对黑色素的代谢排出，引起黄褐斑。

4 黄褐斑会遗传吗？

黄褐斑的发作与人种有一定关系，黄种人的黄褐斑发病率是高于白人种的，所以是有一定的遗传性的。

5 夏天日光强，黄褐斑可以用激光治疗吗？

只要能做好防晒，一年四季都可以进行黄褐斑的激光治疗。

第九节　贝克痣

1. 什么是贝克痣

贝克痣（Becker nevus），又称色素性毛发上皮痣（pigmented hairy epidermal nevus），是一种获得性的色素增加性斑片或轻度增高的丘疹，通常表面毛发增多。在各个人种中均是一种较常见的皮肤疾病，以男性多见。

2. 病因是什么

贝克痣的病因尚不完全清楚，雄激素敏感性被认为是发病机制的主要因素之一。本病多在青春期发病，以男性居多，伴有多毛症。

3. 有哪些表现

典型皮损表现为边界清楚但形状不规则的浅褐色至深褐色色素沉着斑片，色斑表面可见毛囊性丘疹，系立毛肌增生所致，为疾病的特征性表现。随年龄增长斑片逐渐增大，往往发展成地图样损害。皮损出现 1 ~ 2 年后，可有毛发生长，但在儿童和部分成人患者多毛症可不明显，此类病例容易被漏诊。皮损多为单侧，有研究发现右侧肢体较为多发，病变常累及胸部、背部及肩胛区，少数可有双侧皮损或累及颌面部、下肢等不典型部位。

4. 治疗方法有哪些

可考虑选择特定的激光或强脉冲光治疗，以改善外观。

（1）以色素为主的皮损。可考虑采用调 Q 紫翠玉激光（波长 755nm）、调 Q 红宝石激光（波长 694nm）、倍频调 Q Nd：YAG 激光（波长 532 nm、1064 nm）等进行治疗，一般需反复多次治疗，治疗间隔为 5~6 个月，多有不同程度的改善，不过也有多次治疗无效者。强脉冲光对一些患者也有一定效果。

（2）多毛的皮损。可加用脱毛的方法加以改善，选用的激光包括半导体激光（波长810 nm）、长脉宽紫翠玉激光（波长755nm）、长脉宽Nd:YAG激光（波长1064 nm）。强脉冲光也可起到脱毛的效果，一般也需要多次治疗。

5. 治疗后疗效

治疗后复发率较高。

6. 治疗后日常生活管理

术后应及时予以冷敷，注意防晒。

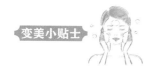

变美小贴士

网络热点问题

1 贝克痣会扩散吗?

贝克痣在形成之后并非100%会继续生长，但是局部皮肤随着后期的黑色素有所加重，或对周边进行一定的扩散之后就会导致一定的生长迹象，所以每个患者自身的情况会有所不同。

2 贝克痣会引起皮肤萎缩吗?

贝克痣会引起某些患者软组织甚至肌肉萎缩，如果病变部位有类似的情况，需要及时就诊。

3 贝克痣需要手术切除吗？

小面积的贝克痣，如果保守治疗效果不好，可以考虑手术切除，但如果面积较大，手术后的瘢痕也比较明显，那就需要进行审慎评估。

4 贝克痣会引起脊柱侧弯吗？

贝克痣不仅会引起皮肤的病变，也有一定可能引起脊柱侧弯，所以有胸部、肩部、腰骶部等部位贝克痣的患者建议进行骨科评估。

5 贝克痣激光治疗要麻醉吗

贝克痣激光治疗不需要注射麻药，一般来说只需要外涂麻药软膏进行表面麻醉即可。

第三章　面部血管性疾病

第一节　先天性血管畸形和血管瘤概述

1. 先天性血管畸形和血管瘤好发部位

先天性血管畸形（congenital vascular malformation）是一种血管结构缺陷的疾病。先天性血管畸形是脉管循环系统在胚胎发育期间血管的异常发育，在不断发展过程中，并不是指血管内皮增生，而是指血管异常扩张，很难自行消退。先天性血管畸形根据血管划分为微静脉畸形、静脉畸形、动脉畸形、动静脉畸形等，鲜红斑痣是毛细血管畸形最常见的类型。

血管瘤（hemangioma）是一类常见的血管肿瘤性病变，其病理类型特征为血管内皮细胞的异常增殖，包含一大类形态变现各异的疾病，既包括良性肿瘤，也包括交界性肿瘤和恶性肿瘤，主要分为消退型和不可消退型。激光治疗是浅表血管瘤或残留病灶的有效治疗方法。

常见的面部红色斑块疾病有鲜红斑痣、静脉畸形、血管瘤等。

2. 激光治疗的原理和方法是什么

众所周知，激光治疗产生的组织生物学效应有热效应、电磁场效应、光机械效应、光化学效应等。医学应用的激光器械根据输出能量的高低可发挥不同的作用，如气化、切割、凝固、烧灼、光热、爆破、光生物刺激等。因此激光作为一种治疗工具和手段，主要发挥切除、凝固、光热、爆破、光化学效应、光生物刺激等作用。血管瘤和血管畸形的激光治疗主要应用了激光的"光刀"切除、选择性光热和选择性光动力作用。从治疗的机制上可分为：①激光外科的切除治疗；②利用色基的光吸收特性开展的选择性光热作用的激光疗法、选择性凝固治疗的激光疗法。

第二节　鲜红斑痣

1. 什么是鲜红斑痣

鲜红斑痣又称葡萄酒样痣，是最常见的毛细血管畸形。鲜红斑痣是由于皮肤血管畸形所致，由于毛细血管壁先天性软弱以致受血管内压的作用，管腔随年龄逐渐扩大；不伴有血管内皮细胞增生，故本病是一种先天性进行性的毛细管扩张，而非真正的血管肿瘤。

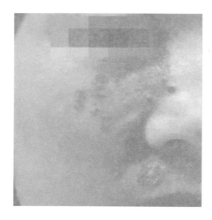

2. 有哪些表现

表现为一个或数个暗红或青红斑片，最初为淡红色或暗红色斑疹或斑片，压制部分或完全褪色。形状不规则，境界清楚，无浸润，不高出皮肤。皮损好发于面部、颈部和四肢，常为单侧，偶有双侧，有时沿外周神经走行方向分布（侧位鲜红斑痣），面颈部的鲜红斑痣最为常见，也可出现颈背和眉间（中位鲜红斑痣）。皮损发展缓慢，随年龄增加而相应增大，年长者皮损可出现小结节。鲜红斑痣常伴有某些较大血管的畸形，引起相应的综合征。

3. 激光治疗有哪些

推荐氩离子激光、脉冲染料激光、强脉冲光（IPL）等激光治疗，如能使用得当，效果相当满意。

手术治疗易留瘢痕。慎重使用同位素 32 磷、锶、液氮冷冻。X 线照射不宜使用。

治疗机制为选择性光热效应理论，这是 Anderson 与 Parrish 在 1984 年提出的。脉冲染料激光及强脉冲光治疗血管增生性皮肤病的基本原理是以红细胞中的氧合血红蛋白为主要作用靶点（在某些情况下，高铁血红蛋白亦可充当作用靶），激光或强光能量被血红蛋白吸收后产生热量，当其温度足够高时，则凝固并闭合血管壁，使病灶最终消失。在这个过程中，仅有少量光能被正常组织吸收，导致血管的选择性破坏，因此必须具备 3 个基本条件：①穿透皮肤的激光必须被理想的靶目标优先吸收；②激光的照射时间必须短于或等于靶目标冷却所需要的时间；③靶目标达到损伤温度所需的足够的能量密度。所以，要达到理想的治疗效果，必须选择合适的波长、脉宽和适当的能量密度。

以脉冲染料激光为例，其治疗鲜红斑痣的靶色基为氧合血红蛋白，后者有 3 个吸收峰，分别为 418 nm、542 nm、577 nm。研究表明，585 nm 波长能达到真皮靶组织深处，达 1.5 mm，而不影响选择性吸收，虽然氧合血红蛋白对 595 nm 波长的吸收不及对 585 nm 波长的吸收，但穿透更深，因而也是比较理想的波长。

另一个重要参数是脉冲持续时间，即脉宽（pulse

duration），当脉宽小于靶血管的热弛豫时间时，热量即可局限于血管内，而不至于对周围组织造成热损伤。研究表明，血管的直径越大，热弛豫时间越长，因而对于较粗大的血管，需要较长的脉宽。

4. 激光疗效

氩激光治疗面部鲜红斑痣虽然取得一定疗效，但难以达到无创伤治疗的效果。脉冲染料激光的问世，在该病的治疗上是一大突破，但真正痊愈的不多。迄今为止，鲜红斑痣的总体疗效尚有待进一步提高。因此，强调不同波长的激光之间或激光与其他治疗手段的联合治疗。

（1）脉冲染料激光（波长 585 nm、595nm）。目前该激光仍是鲜红斑痣的标准治疗手段，经过多次治疗，大多数患者可有不同程度的改善，痊愈率（即100%清除）据文献报道不到20%。一般而言，脉冲染料激光对于比较表浅的鲜红斑痣具有非常好的治疗效果。

（2）长脉宽 Nd:YAG 激光（波长 1064 nm）。该激光的优势在于穿透深，可达真皮深层，可用于治疗位置相对较深的鲜红斑痣。据有关文献报道，总体疗效与脉冲染料激光相近，不过术后紫癜少而恢复更快。治疗时要掌握好剂量，过高剂量有导致瘢痕形成的风险。将 585 nm 的脉冲染料激光与 1064 nm 长脉宽 Nd:YAG 激光组合在一起（如 Cynosure 公司 Cynergy），在同一脉冲中先后发射两种波长的光，有希望进一步提高疗效。

（3）可变脉宽倍频 Nd:YAG 激光（波长 532 nm）。532 nm 激光的波长位于氧合血红蛋白的吸收峰附近，具有较高的特异性，对于鲜红斑痣也有一定疗效。目前，国内应用较多的倍频 Nd:YAG 激光，脉宽在 2 ~ 10 ms，可调节，热能凝固各种管径的血管，术后一般不出现紫癜。532 nm Nd:YAG 激光波长短，穿透力较弱，更加适用于表浅的鲜红斑痣。此外，该激光更容易被表皮的黑素颗粒吸收，因此肤色较深的患者应慎用。

（4）强脉冲光（IPL）是一种非相干光，波长一般在 515 ~ 1200 nm，根据血管的口径、深浅可采用不同的滤光片或治疗手柄，从而得到不同的波段（如 560 ~ 1200 nm、590 ~ 1200 nm 等）。强脉冲光用于鲜红斑痣，需多次治疗方能有所改善。据文献报道，经脉冲染料激光治疗数次的鲜红斑痣，再经强脉冲光治疗，仍能进一步改善。优化脉冲技术（OPT, Lumenis）使根据治疗需要调节波形成为可能，有望使治疗效果再上一个台阶。

（5）其他激光。CO_2 激光对于鲜红斑痣表面增生的结节，治疗效果比较好并且也是较安全的。连续式 Nd:YAG 激光具有凝固深层组织能力，可用于治疗中老年鲜红斑痣表面的结节或大的赘生物。

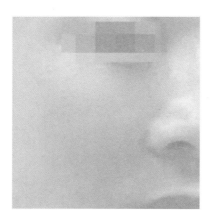

5. 治疗后不良反应及防护

（1）照光后局部皮肤即开始出现水肿反应，一般持续 3～5 天。应口服泼尼松片，以减轻水肿。应多食富含维生素 C、维生素 E、胡萝卜素及纤维素的食物，促进光敏剂从体内排出。

（2）水肿后期常出现少量渗出，可用无菌棉球轻轻蘸干。治疗眼周围病变，有时眼角分泌物较多，可滴用 0.25% 氯霉素滴眼液或涂抹红霉素眼膏。

（3）照光后 2～4 周为结痂期，应注意避免外力触碰痂面，对结痂较厚者，应注意痂下感染，可适时给予有效的抗感染治疗。鼻唇沟、嘴角处结痂者应尽量减少引起该处肌肉活动的动作，如大笑、用力咀嚼等，以免撕裂痂面导致感染及愈合不良。另外，患儿家长要看管好自己的孩子，不能和别的小朋友打闹，以免将痂皮碰掉，导致瘢痕形成。

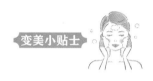
变美小贴士

网络热点问题

1 鲜红斑痣能否根治？

实际上，鲜红斑痣只要能通过激光把血阻断干净，确实是可以根治的。治疗次数较多，一般需要4~5次，根据每个人情况不同，治疗效果也因人而异。因部位不同，效果差别较大，尽早诊疗会提高疗效。

2 会影响美观吗？

鲜红斑痣好发于颜面部，严重影响外观形象，给患者带来自卑感，给生活、工作带来一定影响。

3 会破溃感染吗？

鲜红斑痣又称为微静脉畸形，由于其发病部位在皮肤表面，经常会受到摩擦或者抓挠后破溃出血，出血后长时间血流不止。瘤体破溃会极容易发生感染、溃疡，造成瘢痕的出现。

4 会伴有其他疾病吗？

有些患者会伴有其他疾病，如青光眼、静脉曲张及静脉瘘等。

5 嘴唇周围鲜红斑痣，会导致牙床畸形吗？

可能会导致牙床畸形，如果在早期进行治疗，可有效缓解、消除畸形的发生，甚至对已经发生畸形的，有明显减弱、抑制效果。

第三节　静脉畸形

1. 什么是静脉畸形

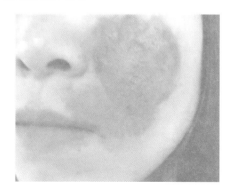

静脉畸形俗称海绵状血管瘤，是由皮肤血管畸形所致，即由成熟扩张的血管或静脉窦样血管和纤维性基质组成。众多薄壁血管组成的海绵状异常血管团，外观紫红色，剖

面呈海绵状或蜂窝状。

2. 表现有哪些

本病皮损大小不等，深浅不一，为不规则、柔软的皮下肿块，皮肤平坦或明显隆起，境界不清，可压缩。高出皮面的皮损呈结节状、分叶状或瘤状，外观呈淡蓝色或紫色。表面皮肤正常，常伴有毛细血管瘤。于出生时或出生后不久发生，好发于头皮和面部，可累及口腔黏膜，但身体各部位都可发生，按其损害发生频率高低依次为皮肤、骨、肝、骨骼肌及肠。

3. 治疗方法有哪些

手术切除或激光治疗、微创介入治疗或等待自然消退，根据患者病情选择治疗方式。

（1）激光治疗方法的选择。病灶在浅表的可选择脉冲染料激光（FPPDL，580 ~ 595 nm）。病灶较深的可用长脉宽 Nd:YAG 激光，剂量为 200 ~ 240 J ／ cm^2，脉冲宽度可选择 30 ~ 50 ms。应该设置冷却系统，注意治疗的即刻反应，以病灶略有苍白、萎缩为宜。同时应该尽可能地避免光斑重叠，否则容易产生剂量过度而引发瘢痕。此外，强脉冲光治疗血管瘤也有一定效果。治疗的原则是以低剂量的激光促进血管瘤消退。在治疗过程中应该注意定期随访，确定有消退的迹象时可耐心等待，如果观察到部分病灶残留而没有消退时再施行激光治疗是必要的。根据临床经验，90%的血管瘤需要1次激光治疗，10%的病灶需要2次治疗；强脉冲光往往需要多次。当血管瘤位于皮下而表面正常时，可以选择服用激素，此外，手术翻瓣激光凝固治疗也是非常有效的，方法是在仔细解剖暴露血管瘤病灶后，采用连续的 Nd:YAG 激光凝固。激光的功率可设置为 15 ～ 30W。治疗终点以病灶的彻底萎缩为适宜。激光完毕后细针缝合即可，这样术后瘢痕极小。综上所述，激光治疗血管瘤的原则是以较小的剂量照射，目的是促使血管瘤的萎缩和消退，而不是力求一次完成，这样可以尽可能地避免术后瘢痕形成。对于血管瘤病灶深度在 5 mm 以内的患者均可获得满意疗效，对于深度超过 5 mm 的病灶，单一的激光治疗往往疗效有限。因此，需要联合其他的治疗方法。

（2）激光与其他治疗方法的联合应用。尽管激光可以治疗绝大部分的血管瘤，但并不等于所有血管瘤的治疗方法仅有激光一种。对于 5 mm 深度以内的血管瘤，激光是首选的治疗方法；而对于超过 5 mm 深度的病灶激光治疗同样有效，但必须联合其他的治疗方法，如激光治疗联合药物治疗。下图中病例建议激光治疗联合激素治疗，常用药物为泼尼松，治疗剂量 4～5 mg／kg，连续隔日顿服 14 次后，连续减半药量服用直到停药。药物治疗 1 个月为 1 个疗程，疗程之间间隔 1 个月，疗程的次数应根据血管瘤的消退情况确定，通常以 3 个疗程为限。同时应该注意激素的短期不良反应，国外研究报道以消化道出血为主，但临床实际发生率极低。

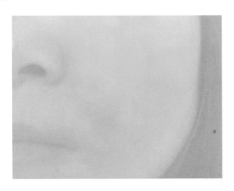

4. 治疗后不良反应及防护

（1）治疗后溃疡。这是激光治疗后一种严重的不良反应及并发症，可引起继发感染、脓肿形成，并最终导致瘢痕形成。一般而言，术后溃疡形成往往可能是缘于激光治疗创面的清洁消毒不够，或者遇到不洁的液体和敷料等。激光创面的不洁可引发细菌感染，造成病灶的坏死、化脓。面部以唇周、鼻周容易发生，且产生瘢痕的概率较高。预防措施首先是避免激光重叠光斑照射、剂量过高；其次是做好护理宣教，让家长学会正确的清洗方法，术后1周内免洗，定时定量涂抹抗生素软膏。如遇激光后病灶出现异常反应应及时复诊，给予必要的外科清创护理，以及辅助弱激光照射。

（2）继发性出血。少数患者术后可发生继发性出血。在大多数情况下，出血比较容易处理，采用压迫方法一般5～10分钟即可止血。在极少数情况下可有大量出血，需住院输血治疗。

（3）色素沉着。可见于肤色深的患者，与日晒有关。一般均于数月内消退。

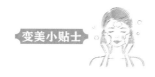

变美小贴士

网络热点问题

1 静脉畸形是良性还是恶性？

目前的理论认为，静脉畸形是一种先天性疾病，属于良性疾病。尽管有相当一部分病例表现为后天发病，这是因为静脉畸形在表现到一定程度才能够被临床观察到。

2 新生儿静脉畸形会自己消失吗？

静脉畸形的发生机制和婴幼儿血管瘤不同，因此静脉畸形理论上会自行消退，需要治疗才可以消退。静脉畸形随着年龄会逐渐缓慢地生长。现在的理论认为，青春期和妊娠期的雌激素变化可以导致静脉畸形快速增长。

3 孩子面部长了静脉畸形，会出现面部和五官畸形吗？

静脉畸形生长在面部，必然会影响容貌，严重者可使面部和五官畸形；如果在靠近眼睛的地方，可能会因瘤体增生压迫眼球，严重影响视力；生长在鼻部和唇部附近的话，也会影响鼻子和嘴唇。

4 目前治疗静脉畸形常用哪些方法？

目前静脉畸形的主要治疗方式是硬化治疗，同时还有激光手术等一些辅助治疗方法。这些方法具有治疗创伤小、痛苦小等特点。

5 静脉畸形治疗的费用高吗？

静脉畸形治疗的费用，差距还是相对比较大的，主要是看病灶生长的位置、大小，以及与周围的毗邻关系。

第四节　蜘蛛痣

1. 什么是蜘蛛痣

蜘蛛痣系特发性毛细血管扩张症，因皮肤浅丛动脉扩张和分支而引起。发病机制不明，一般认为可能是机体内雌激素分泌过多所致。

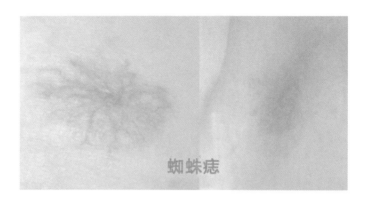

蜘蛛痣

2. 有哪些表现

表现为针头大小丘疹，呈鲜红色，周围见辐射状或树枝状扭曲的细小毛细血管，偶见中央部分因微动脉不同程度的增生而隆起，类似草莓状血管瘤。若压迫丘疹的顶端，周围扩张的血管可消失。好发于暴露部位，如面部、前臂、手、腋下，也可累及口唇和鼻部。损害常为单个，若多发则需考虑伴有肝脏疾病。如在成年期发病，常与妊娠、肝硬化和转移性肝肿瘤有关。发生于妊娠者，多在妊娠 2 ~ 4 个月发病，通常于分娩后 6 周左右消退。

3. 激光治疗有哪些

作为毛细血管扩张的一种，蜘蛛痣的治疗手段及方法亦适用于其他毛细血管扩张症。

（1）脉冲染料激光（585 nm／595 nm）。一般经 3～5 次治疗后，大多数蜘蛛痣可获得明显改善乃至痊愈。对于中央血管比较粗大者，可给予重复脉冲激光治疗。

（2）长脉宽 Nd:YAG 激光（1064 nm）。治疗的次数一般略少于脉冲染料激光，对于较粗较深的血管具有一定优势。治疗时剂量应控制在适当范围内，过高则可能产生轻度瘢痕。

（3）连续式 Nd:YAG 激光（1064 nm）。该激光可直接凝固扩张的血管，治疗一次即可清除蜘蛛痣。但是有瘢痕形成的风险。

（4）强脉冲光。一种宽光谱的脉冲强光，波长一般为 515～1200 nm，可选择 560 nm 及 590 nm 的滤光片。强脉冲光有单个、两个、三个脉冲方式，脉宽及脉冲延迟均可调节。可用较大的波长穿透至组织更深的部位，以提高疗效。

4. 治疗后不良反应及防护

（1）溃疡。这是激光治疗后一种严重的不良反应及并发症，可引起继发感染、脓肿形成，并最终导致瘢痕形成。一般而言，术后溃疡形成往往可能是缘于激光治疗创面的清洁消毒不够，或者遇到不洁的液体和敷料等。激光创面的不洁可引发细菌感染，造成病灶的坏死、化脓。唇周、鼻周容易发生，且产生瘢痕的概率较高。预防措施：首先避免激光重叠光斑照射、剂量过高；其次做好护理宣教，学会正确的清洗方法，术后1周内免洗，定时定量涂抹抗生素软膏。如遇激光后病灶出现异常反应及时复诊，给予必要的外科清创护理，以及辅助弱激光照射。

（2）继发性出血。少数患者术后可发生继发性出血。在大多数情况下，出血比较容易处理，采用压迫方法一般5~10分钟即可止血。在极少数情况下可有大量出血，需住院输血治疗。

（3）色素沉着。可见于肤色深的患者，与日晒有关。注意防晒，一般均于数月内消退。

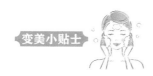

变美小贴士

网络热点问题

1 身上的小红点是蜘蛛痣吗？怎么判断？

很多人身上或多或少会出现红色小斑点，那怎么判断是不是蜘蛛痣呢？蜘蛛痣一般多长在面部、脖子、手背、胸前、手臂、后背等处，它中心是一个凸起的小红点，四周有许多放射状的细细的红丝，按压它的中心小红丝就会消失。

2 生理性因素会出现脸上长蜘蛛痣吗？

会。健康孕妇、青春期女性会存在雄激素增高的情况，会出现脸上长蜘蛛痣的症状。这种在妊娠期间出现的蜘蛛痣多于分娩后 6 周内自行消退，不需要特殊治疗。青春期女性也可自行消退。

3 肝硬化或急性肝炎患者会出现脸上长蜘蛛痣吗？

会。肝硬化或急性肝炎可引起肝功能损害，肝脏对雌激素灭活作用降低，导致血中的雌性激素升高，进而会出现蜘蛛痣的症状，表现在面部，还可分布在手掌等处。

4 风湿病、类风湿性关节炎患者出现脸上会长蜘蛛痣吗？

会。脸上长蜘蛛痣的原因主要是因风湿病、类风湿性关节炎治疗不及时，因免疫力低下引起的并发症。

5 脸上长蜘蛛痣要就医吗？

当脸上长蜘蛛痣时，排除生理性因素外，应及时到医院就诊，查明原因后积极治疗。

第五节　草莓状血管瘤

1. 什么是草莓状血管瘤

草莓状血管瘤（strawberry hemangioma），又称毛细血

管瘤或单纯性血管瘤。为血管间质细胞局限增生的先天性良性肿瘤，是由皮肤血管增生所致。

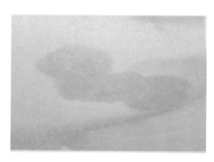

2. 有哪些表现

　　主要分为增生期、稳定期、消退期。本病表现为单个或多个鲜红色、暗红色或紫色隆起于皮肤表面和柔软分叶状的肿瘤，肿瘤表面光滑或凹凸不平，边界清楚，压之不易褪色。可发生在身体任何部位，但好发于头面和颈部。通常在出生后不久（第2～3个月）发生，在1岁以前增长迅速。个别患者皮损泛发，可伴发血小板减少和紫癜，也可在中枢神经系统、肝、胃肠道和滑膜存在血管瘤。大部分草莓状血管瘤，可缓慢地自行消退，消退速度和程度因人而异，在3岁时约30%可以消退，5岁时大约50%可以消退，7岁时70%~90%可以消退。眼睑、腮腺、鼻尖等部位的血管瘤可能持续不退或只能部分消退。即使自行消退的血管瘤，仍有30%～40%在消退后留有瘢痕、萎缩、色素改变、毛细血管扩张等并发症。

3. 激光治疗有哪些

病灶在浅表的可选择脉冲染料激光（FPPDL，580 ~ 595 nm）。病灶较深的可用长脉宽 Nd:YAG 激光，剂量为 200 ~ 240 J ／ cm^2，脉冲宽度可选择 30 ~ 50 ms。应该设置冷却系统，注意治疗的即刻反应，以病灶略有苍白、萎缩为宜。同时应该尽可能地避免光斑重叠，否则容易产生剂量过度而引发瘢痕。此外，强脉冲光治疗血管瘤也有一定效果。治疗的原则是以低剂量的激光促进血管瘤消退。在治疗过程中应该注意定期随访，确定有消退的迹象时可耐心等待，如果观察到部分病灶残留而没有消退时再施行激光治疗是必要的。根据临床研究，90% 的血管瘤需要一次激光治疗，10% 的病灶需要两次治疗；强脉冲光往往需要多次。当血管瘤位于皮下而表面正常时，可以选择服用激素，另外手术翻瓣激光凝固治疗也是非常有效的，采用的方法是在仔细解剖暴露血管瘤病灶后，采用连续的 Nd:YAG 激光凝固。激光的功率可设置为 15 ~ 30W。治疗终点以病灶的彻底萎缩为适宜。激光完毕后细针缝合即可，这样术后瘢痕极小。

激光治疗血管瘤的原则是以较小的剂量照射，目的是促使血管瘤的萎缩和消退，而不是力求一次完成，这样可以尽可能地避免术后瘢痕形成。对于血管瘤病灶深度在5 mm以内的患者均可获得满意疗效，对于深度超过5 mm的、单一的病灶激光治疗往往疗效有限。因此，需要联合其他的治疗方法。

4. 治疗后不良反应及预防护理

（1）溃疡。这是激光治疗后一种严重的不良反应及并发症，可引起继发感染、脓肿形成，并最终导致瘢痕形成。一般而言，术后溃疡形成可能是缘于激光治疗创面的清洁消毒不够，或者遇到不洁的液体和敷料等。激光创面的不洁主要可引发细菌感染，可造成病灶的坏死、化脓。唇周、鼻周容易发生，且产生瘢痕的概率较高。预防措施是首先避免激光重叠光斑照射、剂量过高；其次是做好护理宣教，让家长学会正确的清洗方法，术后1周内免洗，定时定量涂抹抗生素软膏。如遇激光后病灶出现异常反应应及时复诊，给予必要的外科清创护理，以及辅助弱激光照射。

（2）继发性出血。少数患者术后可发生继发性出血。在大多数情况下，出血比较容易处理，采用压迫方法一般5 ~ 10分钟即可止血。在极少数情况下可有大量出血，需住院输血治疗。

（3）色素沉着。可见于肤色深的患者，与日晒有关。一般于数月内消退。

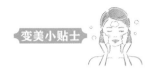

变美小贴士

网络热点问题

1 草莓状血管瘤会自行消退吗？

草莓状血管瘤随着时间可能会不停地增生、增厚、变大，数量也可能会增多。国外统计的结果，83%的患者在1~6岁之内，有自行消退的倾向。剩下17%左右的患者，可能要进行介入性治疗。

2 所有的血管瘤都会突出正常皮肤吗？

草莓状血管瘤初期表现一般为颜色比较浅的红色斑片或者是小红点，此时一般是与皮肤持平的，如果任其发展不进行治疗的话，后期瘤体会继续增生突出正常皮肤表面，颜色也会越来越深，面积也会逐渐往周边扩散，皮肤下的病变组织也会往深部不断发展。

3 草莓状血管瘤不治疗会怎么样？

草莓状血管瘤不治疗可能会出现溃疡、出血、器官损害等情况。

4 草莓状血管瘤的最佳治疗时间

草莓状血管瘤属于一种良性的肿瘤，主要是会伴随皮肤上面的血管异常增生，可能会导致局部突起，甚至也会影响到里面的血液循环。在发现疾病之后尽早进行治疗，能够避免对身体造成影响，可以通过手术切除或者激光等方式改善。

5 草莓状血管瘤易出血吗?

容易，草莓状血管瘤具有增长速度快，容易破溃特点。一方面由于草莓状血管瘤内血管丰富，表皮薄嫩，稍有不慎会弄破。另一方面草莓状血管血循环不畅而自发溃烂，一旦破溃，流血较多容易造成感染，留下瘢痕。

第六节　酒渣鼻

1. 什么是酒渣鼻

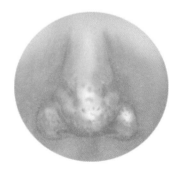

酒渣鼻是面部的一种慢性炎症性皮肤病，以面部中央出现弥漫性红斑、毛细血管扩张、丘疹和脓疱为特征，病变呈进行性发展，晚期可形成鼻赘。

2 发病原因

本病的发生可能涉及许多因素，但确切病因未明。

（1）饮食及胃肠道疾病。过热的食物和饮料、辛辣食物或饮酒等可促发潮红；消化不良、便秘、腹泻等胃肠道慢性疾病和慢性胆囊炎可促发本病。

（2）环境因素。热、冷、风可引起潮红反应；日光暴露可促进潮红的急性发作，但日光性损伤并非酒渣鼻发生的必备条件。

（3）局部的感染灶（牙齿、扁桃体、鼻窦等炎症）。毛囊蠕形螨和皮脂蠕形螨常见于酒渣鼻的炎性皮损内，本病患者面部皮肤蠕形螨的检出率明显高于正常对照组。虽然其致病作用至今仍未证实，但蠕形螨可能通过下述机制在本病发生中起一定作用：激发炎症或变态反应、机械性破坏阻塞毛囊或作为其他致病微生物的传播媒介。

（4）免疫因素。部分患者的真－表皮交界处有免疫球蛋白和补体沉积，同时患者白细胞的吞噬活性明显降低。

（5）血管舒缩功能异常。除了内外因素的刺激引起局部血管的异常扩张以外，鼻部及其周围皮肤的血管运动功能不稳定，部分患者还有严重的面部潮红病史。

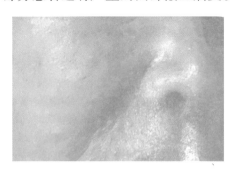

酒渣鼻往往在皮脂溢出的基础上发生，由于感染、饮食、环境等因素的刺激，造成调节颜面部血管运动的神经功能障碍，毛细血管持续扩张，炎症细胞浸润及组织增生，形成了局部的慢性炎症。

3. 酒渣鼻有哪些表现

酒渣鼻多见于中老年人，女性多于男性。皮损常主要发于颜面中部，大多伴有皮脂溢出和毛囊口扩大。依病情轻重可分为三期。

（1）红斑期。鼻、两颊、下颏及额部出现红斑，初为情绪激动、食用刺激性食物或遇冷热后一过性发作，久之持续不退，可有毛细血管扩张。

（2）丘疹脓疱期。在红斑期的基础上出现散在的丘疹、脓疱，甚至小结节，如痤疮样，但无粉刺，此起彼伏，毛细血管扩张加重。

（3）鼻赘期。主要发生在鼻部，发病者多为男性；毛细血管扩张更明显，局部皮脂腺及结缔组织增生肥大，在鼻及两颊等处有大小不一的结节状或小叶状突起；有的患者可伴有睑缘炎、结膜炎、巩膜外层炎、虹膜炎和角膜炎等。

4. 酒糟鼻可以用激光治疗吗

毛细血管扩张明显者，可用脉冲染料激光（585 nm ／ 595 nm）激光或强光治疗。

脉冲染料激光（585 nm ／ 595 nm）一般经 3 ～ 5 次治疗后，大多数可获得明显改善乃至痊愈。对于中央血管比较粗大者，可给予重复脉冲治疗。

强脉冲光是一种宽光谱的脉冲强光，波长一般为 515 ～ 1200 nm，可选择 560 nm 及 590 nm 的滤光片。强脉冲光有单个、两个、三个脉冲方式，脉宽及脉冲延迟均可调节。可用较大的波长穿透至组织更深的部位，以提高疗效。鼻赘期可用超脉冲 CO_2 激光治疗。

5. 治疗后的防护

日常常为对症处理，尽量祛除加重本病的诱因，如避免饮酒、不吃辛辣刺激性食物、保持大便通畅、生活规律、注意劳逸结合等；减少日光、过冷、过热和其他可能引起面部皮肤充血的刺激，尽量避免使用强效含氟的糖皮质激素制剂。

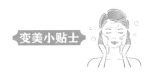

变美小贴士

网络热点问题

1 治疗酒渣鼻有哪些方法？

治疗酒渣鼻应控制皮肤油脂分泌，可以涂抹甲硝唑软膏等外用药消炎，但应在医生的指导下使用，不能擅自使用。

2 酒渣鼻能治好吗？

酒渣鼻有可能治愈，但治疗难度较大，容易反复发作，治愈率非常低。积极治疗并在日常生活中避免冷热、饮食、情绪、化妆品等刺激，可以有效控制或改善酒渣鼻症状。

3 酒渣鼻患者能运动吗？

剧烈的运动可以使症状暂时加重，但这种加重可自然恢复，而运动有利于舒缓人的情绪和睡眠，所以不反对患者运动，但需避开在阳光下运动。

4 酒渣鼻患者饮食有什么忌口？

酒类，兴奋类食物（如咖啡、槟榔），过辣、高脂肪、高热量食物均可能诱发玫瑰痤疮，但海鲜、鱼、肉、蛋等对该病无影响。

5 酒渣鼻患者应就诊哪个科室

酒渣鼻是玫瑰痤疮，面部出现无明显诱因的阵发性潮红、持久性红斑、皮肤敏感症状、毛细血管扩张、丘疹或脓疱疹、鼻部红斑等症状，应及时到皮肤科就诊。

第七节　增生性瘢痕及瘢痕疙瘩

1. 什么是增生性瘢痕

增生性瘢痕，又称肥厚性瘢痕，是真皮或深部组织损伤或病变，由新生结缔组织过度增生修复而成的一种皮损。

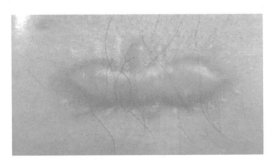

2. 有哪些表现

通常在手术或外伤后第 1 个月发生。它们可出现在任何部位，胸骨柄、后背上部和三角肌区域特别容易发生，它们表现为粉红或暗红色、坚实的条索状高起，位于外伤伤口内。在伤口修复重塑期内，胶原合成和局限胶原分解可能是生成的原因。少数患者有瘙痒和感觉异常。

3. 瘢痕疙瘩

表现为红色或紫色、高起的坚硬结节，与增生性瘢痕不同的是，瘢痕疙瘩可超出外伤原来位置的边界。在临床和组织学上表现为更易侵入周围组织，以及伤口修复增生期延长。瘢痕疙瘩可发生于身体任何部位，但通常见于耳廓、肩膀、胸部、后背和颈后部。瘢痕疙瘩在深色皮肤患者中的发生率更高。

4. 激光治疗方法

目前对增生性瘢痕和瘢痕疙瘩主要采用脉冲染料激光进行治疗，有时亦采用强脉冲光，其机制为选择性光热作用理论。

20世纪80年代晚期临床就开始采用脉冲染料激光治疗增生性瘢痕，治疗后的瘢痕变得柔软，肥厚、红肿、瘙痒都有所减轻。皮肤表面结构分析、红斑反射光谱测定指数、瘢痕高度测量和柔软分数证实了这些临床表现的改善。组织病理学显示真皮胶原纤维变细，并发现激光照射的瘢痕局部肥大细胞数量增多，可能与肥大细胞分泌大量细胞因子刺激胶原重塑有关。因此，有学者认为治疗机制不单单是激光作用于预期的靶血管，还包括激光照射产生的真皮热量刺激胶原或组织养分的缺失导致胶原降解和胶原酶的释放。研究表明，脉冲染料激光治疗可下调 TGF-β mRNA 的表达，也是一个重要的治疗机制。

5. 激光疗效怎样

（1）脉冲染料激光：是目前采用最多的瘢痕治疗手段。研究表明，瘢痕的外观（颜色及高度）、表面纹理、皮肤柔韧度、瘙痒等均可得到改善。无论是增生性瘢痕还是瘢痕疙瘩，均需多次治疗，每 1～2 个月治疗一次，后者一般所需治疗次数更多。治疗次数取决于治疗参数及瘢痕的严重度。肤色浅、瘢痕新（病程＜1年）、红色且隆起者疗效相对较佳。研究显示，增生性瘢痕经过平均 4.4 次治疗后，改善者达 88%，20% 达到完全消退。

（2）强脉冲光（IPL）：是一种宽谱非相干光，波长大多在 560～1200 nm，可为血红蛋白所吸收，所以可用于增生性瘢痕及瘢痕疙瘩的治疗。治疗机制与脉冲染料激光类似，治疗次数一般要多于脉冲染料激光。

（3）联合疗法：脉冲染料激光可与其他治疗手段联合

应用，包括强脉冲光、瘢痕内注射皮质激素或氟尿嘧啶、手术切除。一项研究对单独应用脉冲染料激光与脉冲染料激光联合瘢痕内激素注射进行了疗效对比，两者均使瘢痕得以改善且疗效无显著差异。另一项研究比较了瘢痕内激素注射，激素＋氟尿嘧啶瘢痕内注射、氟尿嘧啶瘢痕内注射、脉冲染料激光（剂量为 5J／cm^2）的疗效。所有治疗区与基线相比都有了改善，各种方法间疗效无显著差异。对于陈旧的不呈红色的瘢痕，脉冲染料激光联合强脉冲光，瘢痕内激素和（或）氟尿嘧啶注射，一般可达到瘢痕变平、柔韧度改善、症状缓解的效果。有研究认为，复发性瘢痕疙瘩切除后早期用脉冲染料激光治疗有较好的效果。

6. 不良反应及防护

激光治疗后即刻，患者可有灼痒感，持续数小时至 2 日，术后最常见的不良反应是治疗区紫癜，通常持续 2 周之久。治疗区亦可发生色素沉着，此时可考虑于治疗区外用褪色霜剂，或推迟下一次治疗以避免表皮黑素的光吸收，并确保激光对瘢痕的有效作用。患者治疗结束后有条件者可敷冰袋，应避免指甲或其他外伤损坏治疗区域，并外用抗生素软膏。此外，应做到不饮酒、不服用阿司匹林等药物，避免出汗、剧烈运动及暴晒。

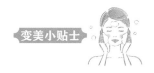

变美小贴士

网络热点问题

1 怎么判断自己是否瘢痕体质?

一般医学上对于瘢痕体质定义就是微小的外伤也能导致皮肤产生比外伤更大的反应,向外扩张而且不能自行消退的瘢痕,而我们正常的外伤都是在结痂后脱落,瘢痕变粉红、变淡,最后跟正常肤色接近。

2 增生性瘢痕与瘢痕疙瘩有什么区别?

瘢痕疙瘩容易不断增生,不会自然消退,痒痛症状明显,治疗比较困难,即使手术切除后也易复发,并且可能增生到比原先范围更大。瘢痕增生在 6~12 个月后有自然衰退趋势,慢慢会变平、变浅、变软,痒痛症状随之消失,而且经外科切除后一般不会复发。

3 眼袋术后瘢痕增生怎么办?

瘢痕增生是在手术过后比较常见的一种现象,尤其在眼袋切除手术之后,瘢痕增生会比较明显。因为人体的眼周皮肤本身就比较娇弱,在恢复过程中不良的生活习惯以及护理习惯都会导致瘢痕增生,因此在做完手术之后一定要注意护理,如果瘢痕增生情况比较严重,则需要进行手术切除。

4 增生性瘢痕能激光去除吗？增生性瘢痕如何激光治疗？

激光是一种修复瘢痕的纯粹物理方法，通过激光聚焦热能，直接作用在色素颗粒上，压碎并排出真皮中的色素细胞。这种治疗方法可以有效地促进组织细胞再生，增加皮肤厚度，促进局部血管中的血液循环，并恢复皮肤健康。比如局部激光，可以改善瘢痕组织皮肤的外观和功能。但不建议对较大的瘢痕进行激光治疗，这类增生性瘢痕最理想的治疗方法是手术切除和同位素应用治疗。

5 瘢痕增生会癌变吗？

瘢痕增生一般不会癌变。但一些瘢痕增生的患者有发生癌变的可能性，尤其是在烧伤后，这种瘢痕经常出现在摩擦部位，有些患者反复瘙痒，经过长时间的动作后，通过一些物理摩擦来破坏瘢痕组织，时间长了，患者不注意，就会发生癌变。

第八节　痤　疮

1. 什么是痤疮

寻常性痤疮（acne vulgaris）主要是一种青春期疾病，85％的青少年在不同程度上受到该病困扰。最常发病于

15 ~ 18 岁，男女皆可受累，通常在 25 岁前开始缓解。然而，起病和缓解的年龄差异很大，20% 的女性和 3% 的男性直到 44 岁仍会在临床上持续存在痤疮皮损。有一部分人到中年仍存在炎性丘疹和结节。由于痤疮的发病率相当高，且可能会导致抑郁甚至自杀，故近年来越来越受到皮肤科医师的重视。

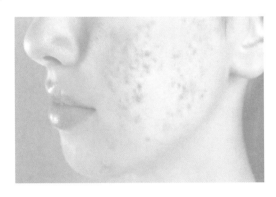

2. 发生的原因

寻常性痤疮是一种毛囊性疾病，其机制为异常的粉刺形成，由毛囊漏斗下部的角质栓阻塞毛囊口并扩张毛囊造成。这些角质栓是由角质形成细胞不明原因的过度增殖和异常分化造成的。据推测，雄激素的脂类化合物和对局部细胞因子的异常反应在痤疮发病中十分重要；雄激素对皮脂腺的刺激也起到关键作用。痤疮在皮脂分泌增加后发病，高雄激素状态的妇女除了多毛症和月经紊乱外，也常并发痤疮。由于滞留的细胞堵塞了毛囊开口，堆积的皮脂会使毛囊下部扩张。毛囊上皮裂解可使毛囊内容物排入真皮。角蛋白、皮脂和微生物尤其是痤疮丙酸杆菌的混合物可导致促炎介质的释放和辅助性 T 淋巴细胞、中性粒细胞、异物巨细胞的聚集。这可进而导致炎性丘疹、脓疱和结节性囊肿的形成。

3. 有哪些临床表现

痤疮是一种毛囊皮脂腺的慢性炎症性疾病，其特征为粉刺、丘疹、脓疱、结节囊肿，常伴有瘢痕。通常患者在疾病发展和缓解的不同阶段会出现不同的皮损。在浅肤色患者中，皮损常消退为暂时性的紫红色斑疹。在深肤色个体中，常出现色素沉着斑，且会持续好几个月。痤疮瘢痕在外观上不尽相同，形态上包括最常见于颞部和颊部的、深窄的冰锥样瘢痕，面部的峡谷状萎缩性瘢痕，躯干部和颏部的黄白色丘疹样瘢痕，躯干部的松垂瘢痕和颈部、躯干部的肥厚瘢痕和瘢痕疙瘩样起瘢痕。

4. 激光治疗的方法

（1）强脉冲光治疗痤疮。

①作用原理。在痤疮的发病机制中，痤疮丙酸杆菌发挥了重要的作用。痤疮丙酸杆菌在它的生命周期过程中会

产生内源性卟啉，如粪卟啉Ⅲ、原卟啉Ⅸ等。内源性卟啉可吸收近紫外光和蓝色可见光。

强脉冲光一般覆盖了 400 ～ 1200 nm 的光谱，包含了卟啉的两个吸收高峰（400 ～ 420 nm，500 ～ 700 nm）。使用这一波段的强脉冲光可通过光化学效应作用于痤疮丙酸杆菌的代谢产物内源性卟啉，生成游离单线态氧，摧毁痤疮丙酸杆菌细胞壁的脂质层，杀灭痤疮丙酸杆菌。影响痤疮光化学效应的参数包括卟啉浓度（由痤疮皮损的性质决定）、光的波长和反应的温度。

在产生光化学反应的同时，强脉冲光又可通过热作用使更多的氧进入毛孔，利用有氧环境抑制痤疮丙酸杆菌的生长；也可通过光热作用抑制皮脂腺分泌，促进炎症的吸收和消退，达到治疗痤疮的目的。

②禁忌证及术前准备。强脉冲光的治疗比较安全，无绝对禁忌证，但相对禁忌证一般包括：光敏感及有光敏药物应用史、妊娠女性、维A酸药物使用史（应停用1～2个月后再治疗）、深层黄褐斑、近期暴晒史（1个月内），在治疗前可根据患者情况决定是否外用麻醉剂。

（2）脉冲染料激光（PDL）。

①作用原理。PDL的作用原理与强脉冲光类似，也是

作用于痤疮丙酸杆菌，激活其产生的内源性卟啉，从而起到杀菌的作用。另外，由于痤疮炎症反应可引起周围血管的扩张，PDL 也可对这些扩张的血管产生选择性光热作用，间接地抑制炎症扩散。有研究等人报道，低能量的 PDL（亚紫癜量）可刺激原胶原的产生，改善痤疮凹陷性瘢痕。还有研究认为 PDL 可能可以直接杀灭细菌，并且能改变细菌的免疫应答。同时，也许可以通过某种途径改变粉刺形成的环境或改变滤泡壁的成熟，但具体机制尚不清楚。

②禁忌证和术前准备。基本与强脉冲光治疗相同。

③治疗效果。PDL 对痤疮的效果报道不一。Seaton 等使用低能量密度 PDL（585nm，单脉冲，脉宽 0.35ms，光斑直径 5mm，治疗侧剂量为 1.5J／cm^2 或 3J／cm^2）治疗 41 例患者，在治疗结束后第 12 周进行随访。他们发现相比于对照组，治疗组痤疮的严重程度有明显改善（治疗区域皮损数量减少 53%，而对照组仅为 9%）。但高、低能量密度组间效果无明显差异。

（3）痤疮激光治疗。

痤疮激光治疗的研究结果与 Seaton 等的研究结果类似，Seaton 也研究了低能量密度的 PDL 光。在这项 26 名患者参与的随机、单盲、对照的临床试验中，使用波长为 585

nm 的激光（光斑直径 7 mm，脉宽 0.35ms，剂量为 3J /
cm^2），研究发现治疗侧的皮损有一定程度的减少，但无明
显的统计学意义。

相比于波长为 585 nm 的染料激光，595 nm 染料激光的
穿透深度更深，有更宽的脉宽和更高的能量，可能更适合
痤疮的治疗。Alam 等使用 595nm 激光治疗了 25 例痤疮患
者（7mm 光斑直径、剂量 8 ~ 9J / cm^2、6ms 脉宽），治
疗后患者的炎性皮损数量明显减少。Tanghetti 等的 1 项对
照治疗研究显示，使用 595 nm 激光直接加热漏斗部来起作
用。这可能可以改善皮脂溢出和"重新设定"滤泡内的角
质化进程。

5. 禁忌证和术前准备

无绝对禁忌证，但治疗中可能疼痛较为明显，应在治
疗前告知患者，必要时可外用表面麻醉剂。

6. 激光治疗的效果

作为单一疗法或联合治疗中的一种，具有方便、损伤小、
不良反应轻微的特点。由于多种激光还有刺激胶原生成的
作用，故可作为同时治疗炎症性痤疮和痤疮瘢痕时的首选
方法。

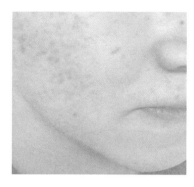

7. 治疗后的防护及不良反应

（1）术后护理。一般无须特殊护理。仅需嘱患者注意防晒，如出现水疱则需避免接触不洁水，同时外用抗生素软膏，以预防感染。

（2）不良反应。短暂而且轻微，比较常见的有治疗过程中的疼痛和治疗后的红斑水肿，激光剂量过高、DCD 时间过长或过短，均可能出现水疱或色素沉着，但一般可自行消退。

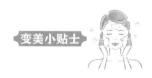

变美小贴士

网络热点问题

1 痤疮激光治疗要做几次？

激光或强光治疗痤疮也需要较长的时间。强脉冲光治疗痤疮，每个月做 1 次治疗，治疗 3~6 次，需 3~6 个月。点阵激光治疗瘢痕，治疗 1 次需间隔 2 个月或更长时间，做 3~6 次的治疗，需半年到一年时间。

2 激光治疗多长时间有效果？

激光治疗后 1 周内就能有明显改善，让面部皮肤的光泽度和亮度都有所提高，皮肤出油症状减轻，红斑型痘印颜色变暗等。

3 激光治疗痤疮手术疼吗？

会有点疼。激光治疗痤疮是很好的治疗手段，但并非立竿见影。

4 激光治疗痤疮多久可以用清水洗脸？

激光治疗痤疮以后，一般情况下需要 1 周左右才能用清水洗脸的。

5 痤疮激光治疗会复发吗？

痤疮激光治疗可能会复发。平常如果不注意肌肤的卫生护理，而且长期吃辛辣、刺激性的食物，容易导致皮脂腺分泌增加，从而堵塞毛孔，逐渐形成痤疮，所以在经过治疗后也可能会复发。

第九节　化脓性肉芽肿

1. 什么是化脓性肉芽肿

化脓性肉芽肿并非真正的肉芽肿，也并非化脓性皮肤感染疾病，它又称为毛细血管扩张性肉芽肿，是一种后天获得性、良性结节状增生的血管反应性疾病，也是一种良性的血管瘤。现认为是小叶状血管瘤，本病可能与外伤和刺激有关，感染、激素和药物等刺激因素均可能导致化脓性肉芽肿的发生。

2. 有哪些表现

化脓性肉芽肿好发于暴露部位，如手指、头面部、口唇、躯干上部等。发病早期为针帽头大红色丘疹，逐渐发展增大如绿豆、黄豆或更大隆起性结节，常呈鲜红、暗红色，表面光滑，酷似血管痣，无自觉症状。损害初期生长快，但达到一定程度后保持静止状态，轻度刺激或外伤导致易出血，且出血不止需压迫较长时间。

3. 激光治疗有哪些

（1）激光。目前 Nd ∶ YAG 激光、二极管激光、Er ∶ YSGG 激光、Er ∶ YAG 激光与 CO_2 激光，都被用于治疗口腔黏膜化脓性肉芽肿，并且一次治愈率为 100%。生长于皮肤表面的化脓性肉芽肿也可进行激光治疗，研究显示，采用长脉冲 1064 nm Nd ： YAG 激光及 CO_2 激光治疗化脓性肉芽肿有效，其中一次治愈率及总治愈率以 Nd:YAG 激光为最好。脉冲染料激光对于直径小于 1cm 的生长于皮肤表面的化脓性肉芽肿具有良好的治疗效果。

（2）光动力治疗。利用光敏剂在肿瘤组织中的选择性摄取和聚集，并在激发光源的作用下发生光动力学效应产生活性氧簇，进而通过直接氧化杀伤肿瘤细胞；破坏肿瘤微血管，导致血栓形成、肿瘤坏死；激发免疫反应以及诱导肿瘤细胞凋亡等方式杀伤肿瘤组织的治疗方法。

4. 治疗后不良反应及防护

（1）瘢痕。二氧化碳点阵激光治疗后易形成瘢痕，预防措施：①避免激光重叠光斑照射、剂量过高；②做好护理宣教，让家长学会正确的清洗方法，术后 1 周内免洗，定时定量涂抹抗生素软膏。可予百多邦外用 5 ～ 7 天，避免挠抓和剧烈运动，暴露部位注意防晒。嘱其 3 周后复诊，根据病情一般治疗 1 ～ 3 次，随访 6 个月。

（2）色素沉着。可见于肤色深的患者，与日晒有关。一般均于数月内消退。

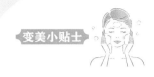

网络热点问题

1 化脓性肉芽肿会自我消退吗?

大部分不会自行消退,早期皮损为鲜红色的丘疹,迅速增大,形成有蒂或无蒂结节,表面光滑,一般直径0.5~1cm,可因外界刺激继续变大,无自觉疼痛、压痛,其血管不具有收缩性,故轻度外伤即出现多量出血不容易止血,而且每次出血后病灶就明显增大。

2 化脓性肉芽肿能治愈吗?

化脓性肉芽肿是一种血管瘤,可以使用激光来治疗。脉冲染料激光主要作用于血红蛋白,经治疗后,血红蛋白变性,阻塞肿物内细小血管,这种情况下,肿物就会因缺乏血液供应,而自然坏死脱落;CO_2激光一般通过对整个病变组织进行烧灼破坏,使肿物完整去除。当化脓性肉芽肿位置相对比较深时,一次激光治疗可能并不能完整去除病变组织,有时需要多次治疗,才能达到期望效果而且,如果激光治疗不彻底,化脓性肉芽肿会有复发的可能其复发率可能会高于手术切除的复发率。

3 化脓性肉芽肿能自行处理吗?

很多患者以为自己长的是痘痘,不经意间就容易把血管瘤抠破。肉芽肿性血管瘤破溃时出血较多,且不易止血,要注意防护,平时不要用手抓或者挤。如血管瘤出现破溃、出血,请以无菌棉签、纱布压迫止血,并注意保持伤口干燥,就近至医院处理。

4 化脓性肉芽肿影响容貌吗?

大部分化脓性肉芽肿长在面部,激光治疗可能会留有瘢痕影响容貌,但对于生长迅速、基底较大,激光、注射治疗困难的血管瘤,就必须要手术切除,所以会影响面容。

5 哪些人容易出现化脓性肉芽肿?

通常与外伤有关,外伤后形成息肉状损害,可迅速增大,而且易出血,但到一定的大小可停止增长,与感染无关。

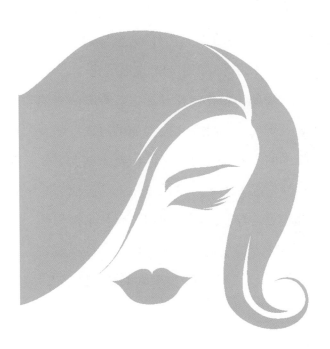

第二篇

面部年轻化

第四章　面部年轻化的概念

1. 皮肤衰老

皮肤衰老包含自然老化（内源性老化）和光老化（外源性老化），是由遗传因素决定并受多种环境因素影响的自然过程。内源性老化，也就是皮肤的自然老化，它是皮肤内源性的程序性过程，由基因决定，任何人都无法改变，任何药物预防措施都无法改变内源性的自然老化。外源性老化，顾名思义就是由外部因素，比如像日晒、环境、饮酒、辐射、压力等原因引起的皮肤老化。

面部年轻化治疗是通过各种方法来消除或改善面部衰老表现以达到外观年轻美丽的过程。随着面部年轻化治疗技术的不断发展进步，微创或无创美容技术在面部年轻化治疗中起着举足轻重的作用，已经成为时代新宠，使求美者趋之若鹜。微创或无创美容技术操作精细，对正常的生理功能干扰小、术后恢复快、不良反应轻且并发症少，对求美者工作、生活、社交影响小，使求美者易于接受。

2. 皮肤自然老化与光老化的发生机制

无论是自然老化过程还是光老化过程都对皮肤弹性纤维和胶原纤维质量和数量产生影响。胶原纤维是皮肤主要的组成结构，它的改变和缺失是老化皮肤上皱纹形成的主要原因。自然老化和光老化都有胶原纤维的缺乏，然而，两者胶原缺乏的机制是不同的。在自然老化过程中，胶原合成减少，同时基质金属蛋白酶的表达增加，导致胶原合成和降解的平衡失调。在光老化过程中，因紫外线照射使胶原纤维合成减少，另外，大量胶原降解使基质金属蛋白酶的表达增加。

3. 解决方法

（1）生物基因工程（衰老的根源所在，正在逐步探索了解中）。

（2）面部年轻化手术（开展最早、技术最成熟）。

（3）面部年轻化非手术技术。

（4）对面部的保养（最方便、简单、有效）。

第五章　面部年轻化无创治疗

第一节　光　电

1. 什么是光子嫩肤

光子嫩肤是一种先进的高科技美容项目，采用特定的宽光谱彩光，直接照射于皮肤表面，它可以穿透至皮肤深层，选择性作用于皮下色素或血管，分解色斑，闭合异常的毛细血管，同时光子还能刺激皮下胶原蛋白的增生。所以肌肤的日常保养护理，光子嫩肤是最佳的选择。

2. 有哪些功效

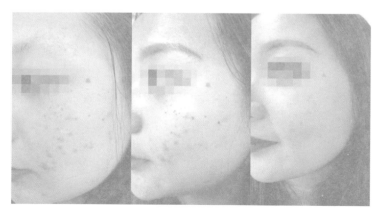

强脉冲光能迅速有效分解面部色素颗粒，能改善皮肤

整体质量，有效改善痤疮、皱纹、毛孔粗大、光老化皮肤。光子嫩肤所产生强脉冲光作用于皮肤后能产生光化学作用，恢复原有弹性，刺激成纤维前体细胞分泌更多胶原蛋白，抚平细小皱纹，提升紧致皮肤。此外，光子还能无损伤穿透皮肤，并被组织中的色素及其血管内的血红蛋白选择性吸收，在不破坏正常组织细胞的前提下，使扩张的血管、色素团块、色素细胞等被破坏和分解，从而达到祛斑美白、去红血丝的效果。

3. 有哪些适应证

无痛脱毛术、提亮肤色、抗衰老修复工程、改善痘印、淡化色素沉着、改善毛细血管扩张。

4. 有哪些禁忌证

（1）近期接受过阳光暴晒及将要接受阳光暴晒的人群。

（2）光敏性皮肤及正使用光过敏性药物的人群。

（3）近期口服异维 A 酸者。

（4）妊娠期及月经期女性。

（5）糖尿病患者。

（6）具有瘢痕疙瘩史者。

（7）怀疑有皮肤癌的患者。

（8）进展期皮肤感染性疾病患者。

（9）皮肤干燥皲裂者。

（10）使用抗凝药物者。

（11）存有不现实期望的患者。

5. 治疗前要做哪些准备

（1）使用外用 A 酸药膏或者祛斑产品者，建议停药 1 周后开始治疗。

（2）光子嫩肤治疗前 1 周不能做激光、磨皮、果酸换肤美容项目。

（3）光子嫩肤治疗前一个月内避免强烈日晒或做室外 SPA。

（4）发炎、伤口化脓的皮肤不适合治疗。

（5）服用口服 A 酸者，建议停药 3 个月后再开始治疗。

（6）如果有光敏感病史、皮肤病变、免疫系统异常，需要与医生沟通。

6. 治疗简要步骤

（1）戴上护目镜，并全程闭上双眼。

（2）先于治疗部位涂上专用冷凝胶，治疗时，将光子嫩肤仪的治疗头导光晶体轻放于待治疗皮肤，并开始释放强脉冲光。此时，会感到阵阵光束进入的温热感。

（3）治疗凝胶为水溶性物质，治疗后以清水清洗即可。

7. 注意事项有哪些

光子嫩肤，特别是第一次治疗后，色斑颜色可能出现加重，此时不用担心，1周内即可变淡。注意防晒，涂防晒霜（SPF ≥ 15）。饮食上无特殊要求。光子嫩肤效果的维持与自身生活习惯和环境有密切的关系，如紫外线的作用、皮肤的护理、防晒剂及药物的应用、不良的工作饮食习惯等，因此应特别注意工作和生活状态的调整。

8. 有哪些风险

（1）暂时性的紫癜、水疱。

原因是能量过高或治疗头与皮肤的间距过近所致，可以采用温和的皮质类固醇激素药膏等外用，水疱破溃渗出时可外用呋喃西林氧化锌油。

（2）显著的水肿。

提示患者可能使用了光敏性的药物或草药。可用皮质类固醇激素口服及外用处理。

（3）色素减退或色素脱失。

可能出现在肤色较黑或受日光暴晒的人中。对于此类患者治疗前使用漂白药物（氢醌霜、Retina-A），参数设置应适当加大脉宽，加大脉冲间隔，降低能量密度，重在预防。

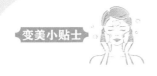

变美小贴士

网络热点问题

1 光子嫩肤需要做多少次？

光子嫩肤是利用脉冲强光对肌肤进行深层护理的一种医学美容方式，可以促进胶原蛋白再生，消除黑色素沉着，淡化细纹。光子嫩肤是对皮肤的护理，只做一次是没有特别显著的效果的，要做五次左右效果会比较显著。一般医生会制订光子嫩肤的疗程，按疗程走，皮肤状态会越来越好。

2 做光子嫩肤疼不疼？

每个人对于疼痛的忍受程度是不一样的，有的人做光子嫩肤的时候，只是感觉一阵不适，而有的人做光子嫩肤，会有灼热的痛感，这都是正常的。一次大约 20 分钟，出现轻微的不适感会慢慢恢复的，不必太过于忧心。

3 什么人适合做光子嫩肤？

不是所有人都适合光子嫩肤，哺乳期、妊娠期的妇女最好不要做光子嫩肤。另外，有皮肤病的人，应等到皮肤病完全治好之后，再去做光子嫩肤，否则会让病情加重。在做光子嫩肤之前，最好和医生进行充分的沟通，看是否有不适合进行光子嫩肤的条件，如果有，要等条件充分消失之后再进行皮肤保养。

4 做光子嫩肤之后应该如何护理？

做完光子嫩肤之后，最好有几天的休息时间。7天之内不要使用刺激性的护肤品和所有的化妆品，做好皮肤的保湿工作。另外，做完光子嫩肤之后也要注意不要受到太阳的暴晒，以免产生黑色素沉淀。外出要戴好遮阳帽，或打一把遮阳伞，尽早涂抹防晒霜。

5 光子嫩肤是否安全，是否会对皮肤造成伤害？

光子嫩肤技术是一种非脱皮的动力疗法，它提供非干预的方法，以适应不同的皮肤状态。因此，安全有效不会损伤皮肤。

第二节　射　频

1. 什么是射频技术

射频（RF）技术是一种可以在空间辐射远距离传导的高频电磁波，频率高达 1 ~ 40.68 MHz/s。通过射频的透热原理使真皮层胶原蛋白及真皮下组织纤维产生变化，胶原用于皮肤美容的射频技术主要作用于皮肤真皮层及皮下组织，其生物效应是热效应。

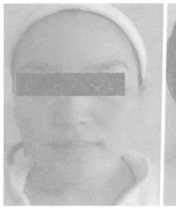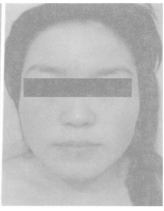

　　单极射频，是一种单极回路射频技术，对皮肤真皮进行加热，通过破坏胶原蛋白三螺旋结构中的氢键，使三螺旋结构变得不稳定，（并不是通过破坏肽链的肽键导致坏死性的损伤），螺旋结构被解开后胶原蛋白发生收缩，致使真皮收缩紧致，产生射频的即刻效应。

　　单极回路射频技术使射频形成一个完整、闭合的回路，能够对皮肤实现拉伸紧致效果，安全性高，不会产生伤口。

　　2. 有哪些适应证

　　（1）适当的期望。

　　（2）轻度到中度的皮肤松弛。

　　（3）起皱皮肤。

　　（4）术后（面部、眼睑整容术、吸脂、无创溶脂等）。

　　（5）减肥后、生产后。

（6）无过度光损伤。

（7）年龄在 35~60 岁。

3. 有哪些禁忌证

（1）体内埋有金属器件，如心脏起搏器、人工心脏或其他植入性电子装置。

（2）怀孕、哺乳期女性，癫痫患者禁用。

（3）有严重高血压、冠心病、糖尿病、心脏病、甲状腺疾病、血液疾病者禁用。

（4）治疗区有严重皮肤疾病者禁用。

（5）严重瘢痕疙瘩患者慎用。

（6）过度光损伤。

（7）严重的弹性组织变性。

（8）纤维细胞反应不良或弹性蛋白生成不良。

4. 术前应注意什么

应与医生充分沟通，对于不同程度面部皮肤松弛的治疗，射频仅仅可达到外观改善的目的，并非治愈性的治疗方式。患者应充分理解并接受治疗的最终情况。

5. 术中操作步骤

（1）术前清洁。使用洁肤产品彻底清洁皮肤上的化妆品，包括隔离霜、防晒霜等，并用无纺布洁面巾擦拭，保持皮肤干燥无水。治疗时应摘除身体上佩戴的所有金属饰品。

（2）表面麻醉／全身麻醉。一般射频治疗无须麻醉，如病人耐受程度较差，可适当使用麻药，在治疗部位注射或涂抹利多卡因或类似的麻醉剂时，要观察局部有无过敏和红肿。

（3）术中治疗。在面部打网格纸，后腰处贴电极板，在治疗部位涂抹耦合剂，以免治疗头异常放电，同时保证治疗头顺利滑动，避免与皮肤发生摩擦。治疗参数需根据患者治疗区域的皮肤质地和外观及其可耐受的热度等具体情况进行个体化调节，治疗后的最佳反应是脉冲结束后即刻观察到皮肤轻度红斑形成。

6. 治疗后有哪些不良反应

（1）烫伤、水泡、结痂、瘢痕：皮肤表层过热会造成水疱、灼伤或结痂，可自然愈合进程消失。

（2）表面不平整：在极少数情况下，操作可能会引起凹陷，通常即刻出现，可随时间推移消失，也有一部分可通过软组织填充改善。

（3）感觉改变：在极少数情况下，会导致感觉改变（麻刺感），一般在短时间内可消失，也有可能会持续几周。

（4）肿块或结节：可能会导致颈部皮下结节，一般会在 1~2 周内自行消退且不会留下后遗症。

（5）角膜上皮损伤： 眼盾对角膜的磨损，通常 2~3 天可修复。

（6）无特殊护理：当天温水洗脸，无特殊情况不推荐冷敷，加强保湿。

7. 治疗后护理

清除耦合剂，用 75% 的酒精擦拭网格后，即刻使用温热水彻底清洁治疗区域；给予保湿润肤乳液外涂，缓解皮肤干燥不适感。

（1）发红。一般情况下 3 小时后会自动消退，如 3 小时后尚未退红，3 天内多补水，红肿现象会逐渐减轻。

（2）小水泡。请您不要担心，小水泡属于皮肤遇热后的应激反应，只要在局部进行冰敷即可缓解。

（3）2 周内尽量避免暴晒，务必使用 SPF30 或以上的防晒霜。

（4）2 周内避免接受光学和射频类疗程。

（5）1 周内不要使用去角质产品，避免皮肤过敏。

（6）1 周内温水清洁皮肤，不要蒸桑拿、泡澡及泡温泉。

（7）1 个月内尽可能多使用精华类产品及面霜，每天敷补水面膜。

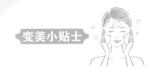

网络热点问题

1 射频治疗即刻就有效果吗？

射频治疗即刻效果不是最理想的，效果将会在 1~3 个月内逐渐开始见效，3~6 个月之内达到最佳效果。

2 射频治疗价格昂贵吗？

射频治疗价格昂贵，一部分原因是仪器好，还有一个原因是它的探头是一次性的，专人专用，不能重复使用。

3 量越高，效果一定越好吗？

这种想法完全就是错误的！每个人的皮肤耐受度是不一样的，医生会根据不同的治疗部位来调整能量。一味追求过高能量可能会出现烫伤甚至瘢痕。

4 自己还年轻，所以不需要过早地做皮肤紧致项目？

这其实不是通过年龄来判断的，而是通过皮肤状态来判定的。一般来说，当皮肤出现胶原流失、松弛下垂、皱纹增加的时候，那么大家就可以准备起来啦。

5 射频为什么被称为"抗衰老神器"？

单极射频被称为"抗衰老神器"，但是如果你的皮肤老化程度较深、面部下垂比较严重或者面部脂肪较薄，是不适合做射频治疗的，可能需要联合手术或填充等多种治疗方式。

第三节　黄金微针

1. 什么是黄金微针

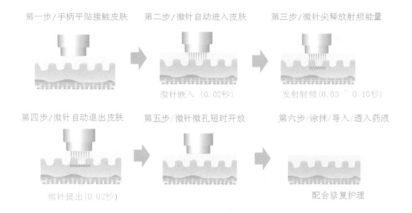

黄金微针属于黄金微针射频术，在其微针的外周边缘涂抹有绝缘物质的黄金微针，通过针尖来刺激皮肤穿透到肌肤表层，能量能够直达肌肤真皮层。表皮层物质是绝缘的，所以也不会受到热刺激的作用。而在到达真皮层的射频和激光在其作用在真皮胶原中，可以很好地对其加热，并根据自身的身体修复功能，来让真皮层胶原蛋白在高能量的射频刺激下快速地新生和重建，从而可以根源上解决肌肤问题，有效治疗痘痘留下的痘印和肌肤下垂的皮肤问题。

2.产生作用的主要机制

（1）黄金微针产生的机械刺激，能够激发求美者的皮肤的自我修复系统，促进肌肤的新陈代谢，改善肌肤微循环，从而快速的启动胶原蛋白新生和重组，让肌肤恢复弹性。

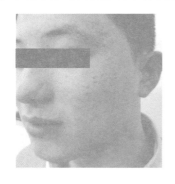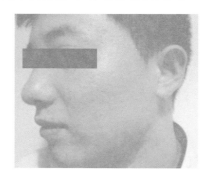

（2）黄金微针能够快速打开肌肤营养物质吸收通道，方便后续快速吸收之后涂抹营养物质，从而延缓肌肤衰老的进程，能够有效地治疗肌肤衰老引起的皱纹和毛孔粗大的问题。

（3）黄金微针的射频所发出的能量，还能选择性地破坏毛囊皮脂腺、大汗腺等，从而抑制炎症的发生，进而激活自身抗炎修复系统。

3.哪些情况需要做黄金微针

（1）细小皱纹，黄金微针对表浅皱纹疗效较好。

（2）改善熬夜、睡眠不足及眼部血液循环不佳而导致的黑眼圈。缓解眼部皮肤晦暗、干涩，消退水肿，促进血液与淋巴循环。

（3）松弛及弹性下降。

（4）痤疮瘢痕。

（5）色素沉着及色斑。

（6）油性皮肤及毛孔粗大。

（7）刺激休眠的毛囊进入活动期，用于早期秃发及斑秃的辅助治疗，但对已失活的毛囊无效。

（8）肥胖纹及妊娠纹。

4. 哪些人不适合做黄金微针

（1）皮损或表皮炎症者应列为暂时性禁忌证。

（2）心脏病、糖尿病、传染性皮肤病或其他传染病患者。

（3）增生体质者应避免微针美容。

（4）过敏体质者慎用或先进行小范围试验，确认对药物无过敏后方能使用。

（5）心理障碍或精神异常者。

（6）治疗部位近期有其他填充物或手术操作。

（7）妊娠期和哺乳期女性。

5.可能发生的不良反应

（1）皮肤瘀斑、坏死。

注射后如出现皮肤瘀斑、皮肤坏死、瘢痕或有其他任何不适时，求美者务必及时去正规医疗机构就医。

（2）感染。

操作不当可引起微生物感染。共用治疗针具可能会感染其他疾病。

（3）皮肤红肿。

黄金微针治疗后，皮肤多出现局部炎症反应，如红肿、灼烧感、疼痛等情况，严重者可能出现瘢痕。

6.术前注意

（1）治疗前1周内，禁止使用磨砂膏，避免进行剥脱型激光美容项目。

（2）女性应避开月经期，以免加重瘀青和肿胀。

（3）有皮肤病变、免疫系统异常、怀孕、服用特殊药物的人，需提前咨询医生意见。

（4）要先确认手术治疗部位的正常，皮肤部位不能有破溃、感染、红肿等现象。

（5）治疗前应彻底清洗治疗区域的污垢或化妆品，保持面部清洁。

（6）不要吃有刺激性的食物，如辣椒、海鲜等，应规律饮食，禁忌暴饮暴食。

7. 术后注意事项

（1）红肿期（0～3天）。

1～2天为退红期，其间会有些疼痛、潮红、局部轻微突出等不适。6～8小时内勿沾水；术后8小时后可用清水正常洗脸；术后1～2天内可多次使用创伤修复喷剂及修复液；每天晚上使用一次保湿修复面膜。

（2）适应期（4～7天）。

3～5天是皮肤微创缺水期，其间皮肤可能暗黄无光泽，可能出现脱皮等。注意保湿、防晒，避免晒伤导致色素沉着；清洗护理手术部位以防细菌感染。

（3）效果显现期（8～30天）。

7天后进入组织重组修复期，可能有轻微发痒，但是皮肤光泽度和细腻度开始体现，可在28天后进行第2次治疗。在治疗期间应防晒、防尘、防刺激；饮食需清淡，无辛辣刺激。

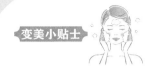

变美小贴士

网络热点问题

1 皮肤干燥但毛孔大的人适合吗?

可以。黄金射频微针对油痘肌、痘印、痘坑、毛孔有很好的修复作用,其根源在于胶原蛋白的再生,具有抗老化的紧致作用。高频电针 RF 可以通过调节深层,准确地向不同深度注入射频热能,诱导和加速胶原蛋白的重组和再生。这样,皮肤的厚度就会增大,毛孔的支撑结构也会重新建立,使松弛的毛孔重新有组织支持。

2 黄金射频微针的效果是否与热玛吉相同?

微针和热玛吉都是通过利用高频电波来达到祛皱、紧肤的作用。射频技术是目前公认的最好的去皱紧致方法,通过在局部皮肤部位形成高频电磁场,最后将其转换成热量。当射频能量作用于皮肤表面时,可以使皮肤迅速发热:一方面,热频能量能加快胶原蛋白的收缩速度;另一方面,由于热的作用,会促使肌肤产生更多的胶原蛋白。

3 如何选择黄金射频微针和热玛吉

根据自己的需要来选择,想要去皱紧致,黄金射频微针和热玛吉两者都很适合；若要面部紧提升，轮廓清晰，可以选择热玛吉；毛孔粗大、肤色暗淡、痤疮瘢痕、面部粗糙等肌肤问题，最好选择黄金射频微针。

4 黄金射频微针术恢复时间是否较长？

刚做完的时候会出现一些发红的情况，通常在几个小时内就会有所缓解，1周之内就会消失，治疗后1周尽量不要化妆。

5 每隔多长时间进行一次黄金射频微针？

一般1个月一次，如果有联合治疗，间隔时间可以延长1~3个月，还要根据个人的皮肤情况来决定。

第四节　热拉提

1. 什么是热拉提

热拉提采用全球唯一的"聚焦射频"，精准穿透至真皮层及以往传统手术拉皮才能到达的SMAS筋膜层，使胶原蛋白、纤维纵隔产生立即收缩并刺激胶原蛋白大量新生和重组，构建全新的胶原蛋白纤维网，"由深入浅"三维立体改善皮肤支撑结构，一次治疗即可得到"紧肤＋提升＋除皱"的超强立体抗衰效果！

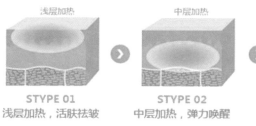

3层加热技术 立体抗衰

浅层加热　　　　　中层加热　　　　　深层加热

STYPE 01　　　　　STYPE 02　　　　　STYPE 03
浅层加热，活肤祛皱　中层加热，弹力唤醒　深层加热，深层提拉

治疗前　　　　　治疗后

治疗后1个月　　　治疗后3个月　　　治疗后6个月

2. 适宜哪些人群

（1）皮肤松弛、鼻唇沟过深者。

（2）下颌轮廓线模糊者。

（3）上睑皮肤松弛、眉下垂者。

（4）"双下巴"、婴儿肥者。

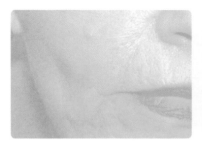
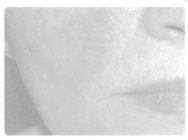

3. 不适合哪些人群

（1）体内埋有金属器件，如心脏起搏器、人工心脏等医疗电子器械者禁止使用。

（2）月经期、妊娠期、哺乳期女性患者禁用。

（3）严重高血压、冠心病、糖尿病、心脏病、甲状腺疾病、血液疾病等禁用。

（4）治疗区有严重皮肤疾病者禁用。

（5）儿童、癫痫患者禁用。

（6）严重瘢痕体质患者慎用。

（7）精神异常或心理障碍的患者禁用。

4. 治疗后有哪些不良反应

（1）红斑、水肿及水疱。

轻微和短暂的红斑（持续几个小时）是治疗的正常反应。但某些治疗病例，由于治疗能量过高或负压吸引过大，红肿会持续数日，一般可完全消退；严重时可能会出现明显水疱，若不恰当护理，则可出现继发感染，从而导致色素沉着或瘢痕形成。治疗结束，若有红肿现象，可予冰袋冷敷。

（2）紫癜。

持续数日，可完全消退。调低负压值以及同一部位不反复吸引可避免紫癜发生。

（3）瘙痒症。

治疗期间或治疗后极少数病例会出现瘙痒、麻刺或疼痛的感觉。

（4）接触性和刺激性皮炎。

由于患者接触耦合介质发生过敏反应。

（5）灼热或灼伤。

治疗会造成局部灼热或灼伤，10天之内这些情况会消失，有时会形成硬壳或结痂。

（6）色素沉着。

射频治疗导致皮肤出现继发性色素沉着的风险很小，但仍然建议患者术后尽量避免日晒，或使用广谱的遮光剂。

（7）皮肤萎缩。

极少情况下发生，如未正确处理皮肤损伤，采用了较高的射频能量造成皮肤局部凹陷等。当皮肤损伤持续存在无恢复好转时，及时就医治疗。

5. 治疗前注意事项

（1）进行医患沟通，了解热拉提美容的流程和风险，做好心理准备。

（2）去除所有金属物品，确保没有金属直接接触。

（3）如果有心脏植入物、金属义齿或皮肤填充物，应提前告知医生。

（4）治疗当天，要仔细清洁面部，不能有化妆品残留。

（5）完善体格检查、心肺、血液等常规检查，确认无严重全身性疾病，确认对麻醉药物无过敏。

（6）治疗前2周内，勿服用阿司匹林类药物，因为此类药物会降低血小板的凝固功能。

（7）女性应避开月经期，以免加重瘀青和肿胀；妊娠期、哺乳期女性需要提前告知医生。

（8）治疗前确定身体健康，无传染性疾病或其他炎症。

6. 治疗后护理

（1）红肿期（0~3天）。

建议多饮水，24小时内，7~8杯水（350ml/杯）；治疗当天至之后1周，每天用一贴补水面膜；治疗当天洗脸（澡）宜用温水，不宜用过热或过冷的水；不宜化浓妆，只做补水护理即可；不宜饮酒、蒸桑拿。

（2）组织恢复期（4~14 天）。

采取适当热敷等方法，加快恢复；注意防晒（即使冬天，也要做好紫外线防护），避免晒伤导致色素沉着。

（3）效果显现期（15~90 天）。

可以内服修复性胶原蛋白，保证体内营养充足。

（4）保持期（91~180 天）。

如果希望彻底延缓衰老速度，可以作为保养型治疗，半年做一次即可。

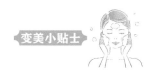

变美小贴士

网络热点问题

1 热拉提适合多大年龄的人群？

热拉提适合的求美者人群，并不是以年龄为参考的，而是有抗衰意愿和诉求，需要改善皮肤松弛、下垂，或者要减少皮下多余脂肪的人群。

2 热拉提能满足什么需求？

热拉提是一种无创射频治疗，一种是面部皮肤松弛下垂、同时伴有"双下巴"或鼻唇沟外上方、口角外侧脂肪堆积的人；另一种是胖脸或婴儿肥，可以使皮肤紧致，改善松弛，鼻唇沟变浅，下颌轮廓更清晰。

3 热拉提多久做一次，一个疗程多少次？

热拉提通常建议治疗 3 次为一个疗程，治疗间隔 1~3 个月，根据皮肤松弛情况、脂肪堆积程度选择个性化的治疗方案。疗程是根据个人皮肤状况来设定的。比如，内在的胶原蛋白流失程度，弹性纤维断裂程度，呈现在表皮的衰老状况等，这也就是个体差异。

4 治疗一个疗程后能维持多久？

治疗后一般 3~6 个月内会有胶原蛋白、弹力蛋白等的新生。持续效果因人而异，一般一个疗程可以让皮肤呈现年轻态维持 2 年左右，这与治疗前的衰老情况、严重程度、遗传因素及术后保养、身体健康水平、生活习惯等都有关系。

5 做完后有没有即刻效果？什么时候效果最好？

治疗后即刻就有紧肤的效果。治疗后 1 个月内属于新生期，皮肤、皮下纤维间隔、韧带等组织内胶原蛋白、弹力蛋白和透明质酸等物质不断合成；治疗后 1~3 个月属于巩固期，随着组织内胶原蛋白、弹力蛋白等物质的新生，数量增多，排列会更密集，老化受损的组织得到重塑，松弛下垂进一步改善，3~6 个月内可看到持续的改善。

第五节　超声炮

1. 什么是超声炮

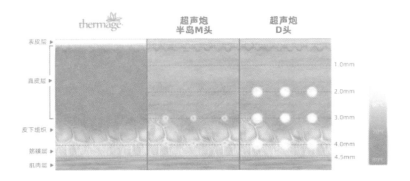

超声炮采是采用微点聚焦的方式，将超声波能量聚焦在皮下 SMAS 筋膜层、真皮层等，并且形成一个微细热凝固点（focal thermal coagulation points, TCP），由此起到提拉紧致的作用，达到筋膜悬吊拉皮的效果，再由深至浅改善皮肤皮下结构，令老化的胶原蛋白收缩，并刺激胶原蛋白增生和重组，使皮肤恢复弹性，达到紧致、提升、抗衰、去皱的功效。

2. 超声炮的优点有哪些

（1）分层抗衰：两种类型、三个深度的治疗头可以实现 SMAS 筋膜层、浅筋膜层、真皮层精准的分层抗衰。

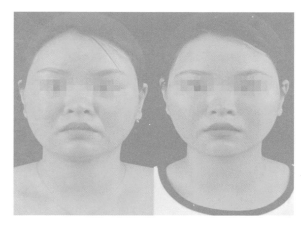

（2）安全舒适：独创大焦域及滑动扫描技术，组织叠加升温到 55~60℃。不产生凝固变性点，不形成瘢痕粘连，确保安全和治疗过程舒适。

（3）全面覆盖：独创滑动扫描治疗手柄，轻松完成眼周、唇周、法令纹、颈部等精细部位的治疗。组织叠加升温到 55~60℃，不产生凝固变性点，不形成瘢痕粘连，确保安全和治疗过程舒适。

3. 不适合哪些人群

（1）面部有发炎、过敏反应或有伤口的患者。

（2）孕妇或哺乳期女性。

（3）对操作的耦合剂（主要成分是高分子水凝胶）过敏的人。

（4）有严重心脏病、高血压、糖尿病、肿瘤晚期等病症的患者。

4. 治疗后注意哪些防护

（1）保湿：术后注意皮肤的保湿补水，建议使用保湿喷雾、补水面膜等。

（2）护肤：术后第1周。使用的护肤品应无刺激，建议不使用彩妆。

（3）防晒：术后需注意防晒护理。

（4）治疗后即刻可能出现丘疹或过度红斑，根据皮肤反应状态可进行冰敷或敷冷却面膜，很快即可消退。

（5）若治疗部位出现触痛或酸胀感，属正常现象，3天后即可消退。怀孕期、严重心脏病、糖尿病、皮肤表面有破损、正在过敏期的人群不宜操作。

变美小贴士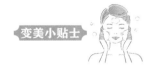

网络热点问题

1 超声炮会不会让色斑加重？特别是伴随黄褐斑的？

超声炮的治疗层次主要有真皮层—皮下脂肪层—SMAS筋膜层，主要是通过聚焦超声的热作用对这些层次精准加热，对皮肤表面基本无热量刺激，故而不易对斑体造成影响。但因为黄褐斑病因比较复杂，所以超声炮模块在黄褐斑部位治疗时注意滑动治疗力度，适当降低能量级，减少摩擦等刺激因素造成对黄褐斑部位的影响。

2 超声炮可以溶脂吗？对瘦脸效果怎么样？还需要再打瘦脸针吗？

可以溶脂，3.0 mm 的超声炮治疗头有这个功能，因为这个深度对应的是浅层脂肪层，同时，超声炮打下去的是3.0 mm 左右的焦域（光斑）。

热作用能够溶脂。瘦脸效果很好，集中体现在下颌缘线能变清晰、中面部提升。若是咬肌部位特别重，可以考虑补打肉毒素（瘦脸针）。瘦脸针主要是针对的肌肉层次，如果咬肌很大者，或有定向治疗需求者是可以打瘦脸针联合改善皮肤问题的。

3 超声炮与肉毒素玻尿酸的治疗间隔时间是多久？治疗的先后顺序是怎样的？

顺序：先超声炮再注射（先减法再加法原则），间隔1个月。若是先注射了肉毒素或者玻尿酸，建议3个月后做超声炮；若注射量很少，可以1个月后做超声炮。

4 超声炮对眼袋和黑眼圈有效果吗？能达到什么样的效果？作用原理是什么？

超声炮通过聚焦超声产生的热作用精准作用于脂肪层及真皮层，另外全新的超声炮治疗头可以滑动操作眼周肌肤，作用于眼袋区域，故而可以作为眼袋及黑眼圈的治疗方法之一。

5 做完超声炮多久可以打水光针？

做完超声炮之后，短时间内不建议打水光针，一般需要间隔 1 个月的时间才可以打水光针。

第六节　Fotona 4D 欧洲之星

1. 什么是 Fotona 4D 欧洲之星

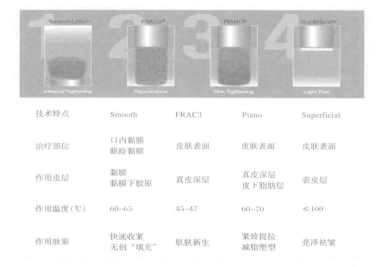

技术特点	Smooth	FRAC3	Piano	Superficial
治疗部位	口内黏膜 眼睑黏膜	皮肤表面	皮肤表面	皮肤表面
作用皮层	黏膜 黏膜下胶原	真皮深层	真皮深层 皮下脂肪层	表皮层
作用温度(℃)	60~65	45~47	60~70	≤100
作用效果	快速收紧 无创"填充"	肌肤新生	紧致提拉 减脂塑型	亮泽祛皱

Fotona 4D 是以"内外联合、分层治疗"的治疗手法，

通过肌肤的 4 个维度进行治疗提升抗衰，深浅层同步治疗，达到全面紧致提升效果。

2. 适合哪些症状

（1）表皮层老化——暗黄、色斑、粗糙、红血丝、黑眼圈等。

（2）真里皮层胶原降解变形——松弛、下垂。

（3）SMAS 层老化——下垂。

（4）皮下脂肪纤维纵隔老化——松弛、下垂。

3. 独特之处有哪些

Fotona 4D 的可以直接从口内直接对黏膜组织进行加热收紧，外观表现为法令纹减轻。

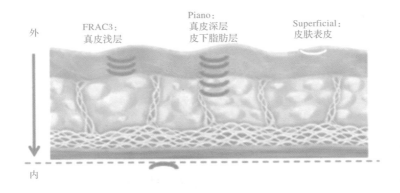

Fotona 4D 本质上是一台双波长的激光美容抗衰设备，波长分别是 1064 nm 和 2940 nm，目前厂家和市场对这台设

备的包装集中定位在面、颈、眼、唇部抗衰领域。

Fotona 4D 的四大功能：①面部提升：面部松弛下垂、法令纹、口周纹。②眼周抗衰：眼袋、黑眼圈、眼周松弛细纹。③颈部提升：颈部松弛、下颌线不清晰。④唇部抗衰：唇纹、唇色。

4. Fotona 4D 四大治疗模式

（1）Smooth 快速收紧模式。

Fotona 4D 独有的 Smooth 模式，采用 2940 nm 激光叠加光热作用，作用于筋膜层附近，是国内首个口内激光治疗方式。因为口腔黏膜更贴近筋膜层，这样由内而外地加热，可以使得能量大且效果好。

它在口腔内进行治疗，通过累积加热口腔内黏膜，使局部温度累积上升到 65℃，这个温度可收紧胶原纤维，术后补充 ACME-TEA 细胞激活能量蛋白，启动胶原蛋白重组，迅速收紧松弛皮肤、提拉轮廓，改善法令纹和木偶纹。

（2）Frac3 嫩肤美白模式。

这一步就是利用激光"爆破"堆积的色素，在表皮和真皮层产生一个 3D 点阵模式的激光状态，同时口服 ACME-TEA 细胞激活能量蛋白，刺激 I 型胶原蛋白和 III 型胶原蛋白的分泌，促进肌肤再生、细腻肤质，从肌肤深层击退色素，改善面部肤色不均匀、暗黄的问题，达到美白嫩肤效果，恢复皮肤年轻状态。

（3）Piano 深层加热溶脂模式。

这是利用专利超长脉宽 1064 nm 激光，进行深层加热，瞬间将温度提高到 40~60℃，可以直接作用于浅层脂肪层和皮下脂肪，在表皮完好无损的前提下将多余脂肪进行溶解，促进脂肪团代谢、收紧，达到很好的收紧提拉效果，改善面部轮廓不清晰的问题。

（4）Superficial 微米焕肤模式。

这一步骤作用于表皮层，对皮肤由深到浅进行焕肤，在冷剥脱过程，不会对表皮造成损伤。可以改善皮肤粗糙、毛孔粗大、干纹细纹的困扰。

因为 Fotona 4D 的四个模式，采用了"内外联合，综合治疗"的逻辑，可以实现分层收紧的目的，效果"准而猛"，单次收紧提拉效果可以维持 1~2 年。

适应证：对眼周纹、法令纹、木偶纹收紧效果显著，是很好的抗初衰老的治疗手段。

5. 有哪些禁忌证

（1）治疗部位有炎症、过敏反应的，有开放性伤口的，当下不宜治疗。

（2）治疗部位进行了微整注射或手术者，建议术后3个月后进行治疗。

（3）孕妇和哺乳期妇女不建议治疗。

6. 治疗前准备

（1）治疗前请告知医师自己面部皮肤及口腔情况，1~2个月内未做过玻尿酸或者脂肪填充才可进行 Fotona 4D pro 治疗。

（2）至少2周内面部未接受过其他有创治疗。

（3）当下皮肤炎症明显和过敏期，需待皮肤状态稳定后再进行治疗。

（4）治疗前2周勿使用维 A 酸或光敏感药物，勿进行去角质、果酸换肤、有创治疗等疗程，并避免过度日晒。

（5）治疗后即刻可能会出现轻度红斑、水肿、口腔颊部紧绷感，属正常现象，一般会自行消退。

7. 治疗后护理

（1）治疗前后2周内避免强光直接照射，注意防晒。

（2）治疗后无需避水，可以洗脸、洗澡，避免用力刺激、揉搓皮肤。

（3）激光治疗时，光能会带走肌肤很多水分，所以治疗后应注意局部的补水保湿。

（4）治疗后的皮肤比较娇嫩，禁用含激素、铅汞、酒精等刺激性物质的面膜、护肤品，勿使用去角质、果酸类的产品。

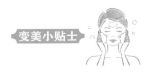

变美小贴士

网络热点问题

1 Fotona 4D 治疗后有什么不良反应?

一般来说，Fotona 4D 属于"午餐式美容"，因为对皮肤本身没有过多的损伤，所以说恢复期非常短。面部治疗后，可能会出现轻微的红肿、水肿，但属于正常反应，可以通过冷风或者冰敷缓解，眼部治疗后，可能会出现皮肤干燥，可以通过人工泪液缓解。

2 Fotona 4D 与热玛吉相比，有哪些优势?

（1）预算少，选择 Fotona 4D；预算充裕、一次性到位，选热玛吉。

（2）正在矫正牙齿或口腔内有金属，做 Fotona 4D，金属对激光没有影响；热玛吉是射频，不建议做。

（3）紧实肌肤、溶脂、去黑眼圈、去皱抗衰、美白、焕肤嫩肤、提拉紧致等选 Fotona 4D；抗衰紧致，改善松弛及下垂，紧致皮肤，单项拔尖选热玛吉。

3 热玛吉和 Fotona 4D 哪个痛？

Fotona 4D 舒适感更好，疼痛感是轻微的；不怕痛可选热玛吉，即时效果看得到。

4 热玛吉和 Fotona 4D 治疗深度有什么区别？

热玛吉：范围 2.6 ~ 3.0 mm，始终小于 3mm，到达不了筋膜层。

Fotona 4D：深度能达到表皮层、筋膜层、真皮层、皮下脂肪这四个层次。

5 注射玻尿酸 / 肉毒 / 溶脂针多久后可以做 Fotona 4D ？

肉毒和溶脂针需要间隔 1 周以上，如果要填充玻尿酸建议先做 Fotona 4D pro 治疗再做注射。

第七节　皮肤松弛

1. 为什么会皮肤松弛

（1）蛋白因衰老减少：肌肤的真皮层中有两种蛋白：胶原蛋白和弹力纤维蛋白，它们支撑起了皮肤，使其饱满紧致。在 25 岁后，这两种蛋白由于人体衰老进程而自然地减少，细胞与细胞之间的纤维随着时间而退化，令皮肤失去弹性。

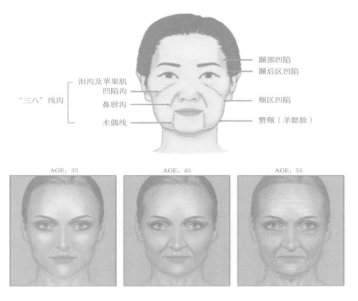

（2）皮肤支撑力下降：脂肪和肌肉是皮肤最大的支撑力，而人体衰老、减肥、营养不均、缺乏锻炼等各种原因造成的皮下脂肪流失、肌肉松弛令皮肤失去支持而松弛下垂。

（3）地心引力、遗传、精神紧张、受阳光照射及吸烟也使皮肤结构转化，最后使得皮肤失去弹性，造成松弛。

2. 皮肤松弛指数

（1）皮肤松弛初级指数。

毛孔突显：25岁以后，人体皮肤血液循环开始变慢，皮下组织脂肪层也开始变得松弛而欠缺弹性，从而导致毛孔之间的张力减小，使得毛孔彰显。

（2）皮肤松弛中级指数。

面部轮廓变模糊：即使体重没有增加，从耳垂到下巴的面部线条也开始变得松松垮垮，不再流畅分明，侧面看尤其明显。

（3）皮肤松弛高级指数。

松弛下垂：颧骨上的皮肤不再饱满紧致，面部的最高点慢慢往下游移，开始出现鼻唇沟（也叫法令纹）；不胖，但不可避免地出现了"双下巴"。

3. 有哪些治疗方法

（1）单极射频。通过破坏胶原蛋白三螺旋结构中的氢键，使三螺旋结构变得不稳定（并不是通过破坏肽链的肽键导致坏死性的损伤），螺旋结构被解开后，胶原蛋白发生收缩，致使真皮收缩紧致

（2）点阵提升术。把营养通过皮肤水蛋白通道直送至皮肤细胞膜内，激活每个皮肤细胞，促进了因为皮肤衰老而减弱的活力，持续滋养皮肤。

操作疗程：一次 30 分钟，可以维持 6～12 个月。

（3）内源性生长因子。利用自身血液，用短短的 1.5 小时，制作出富含高浓度血小板和自体生长因子的原液，并通过在皮肤组织中注射的方式，对整个皮肤层进行全面

调节和再生改善,达到修复受损皮肤、延缓皮肤老化的目的。内源性生长因子非同寻常的效果在于它不止针对某个特定皮肤层,还对整个皮肤的所有构造进行再生修复及重新组合。

（4）水光注射。通过针孔将营养导入皮肤下层,为新细胞的生长提供多重营养,将营养传递到不同深度的肌肤层面,增加决定肌肤弹力的胶原纤维,重建肌肤根本,再现肌肤的弹性和张力,并且能够紧致肌肤。

（5）脂肪填充。自体脂肪填充,会让皮肤更加饱满,整个形态会更好,对皮肤有营养的作用,甚至可以改善皮肤的质地,让皮肤更加晶莹透亮。

4. 治疗后护理

1）单极射频治疗后

（1）注意休息。术后短时间内要多休息,不要做剧烈运动。

（2）术后1周以内,局部不能进行热敷、针灸,按摩、推拿等各项治疗,不能进行桑拿浴或蒸汽美容等操作。

（3）术后要遵医嘱服用一段时间的修复型胶原蛋白。单极射频主要是对皮肤损伤之后重新恢复的过程,修复型的胶原蛋白可以使皮肤更好地修复。

（4）术后注意皮肤的清洁、干燥，预防术后感染。

（5）术后饮食尽量清淡，不要进食辛辣、刺激或过于油腻的食物。

（6）术后要注意防晒工作，尤其在术后1个月内，不能直接暴晒太阳。

2）点阵提升术治疗后

（1）补水保湿：点阵激光治疗后皮肤吸收水分的能力会增强，会导致皮肤干燥、暗沉，所以补水是很有必要的。

（2）加强防晒：由于点阵激光治疗的作用，术后皮肤会变得特别脆弱，所以治疗后一定要做好防晒，外出时要避免阳光直射治疗部位，否则会使皮肤变黑。

（3）红肿现象要冰敷：做完点阵激光治疗后，皮肤会出现红肿的现象，可以用冰敷的方式来缓解，一般冰敷12~36小时后，就可以基本恢复正常肤色。

（4）避免吃辛辣刺激性食物：做完点阵激光治疗后，在饮食方面也要引起注意，不宜吃辛辣刺激的食物，否则会影响皮肤的美观。

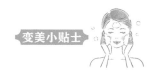 变美小贴士

网络热点问题

1 怎么预防皮肤松弛？

日常应注意每天彻底清洁皮肤，并使用材质天然、柔和、无刺激性的保湿营养水，在保持清洁的同时为皮肤补水、补充营养，增强皮肤活力，预防皮肤松弛。注意防晒，90%以上的皮肤松弛都是过度的阳光紫外线照射所造成，一是形成光老化，二是造成体内形成大量自由基，使皮肤被过度氧化，失去弹性而造成皮肤松弛。保持良好表情偏嚼、皱眉、抬眉、眯眼、喜怒无常等不良情绪和表情会造成局部皮肤的过度运动及肌肉紧张，从而使皮肤因劳累过度又得不到有效的休息而形成皮肤松弛。

2 额头皮肤松弛怎么办？

需补水紧致，需面部按摩，需适当减肥，需缓解压力，需补充胶原蛋白，需抵御紫外线。

3 眼部松弛怎么改善？

眼睛下面皮肤松弛，很多时候也是由于自身不注意。可能是睡眠不足，还有经常用眼过度，使得眼睛疲劳，不能充分的休息；同样，玩手机也会导致眼睛的皮肤松弛。

平时不要熬夜，早睡早起，少玩手机和电脑。每天可以做做眼保健操，放松自己的眼睛，使眼睛得到充分的休息和调整。补充适量的维生素 C 和维生素 E 也会起到一定的作用，可以改善血液的循环。

第八节　痘　印

1. 什么是痘印

痘印，即痤疮瘢痕，一般分为痤疮增生性瘢痕和痤疮凹陷性瘢痕两种。

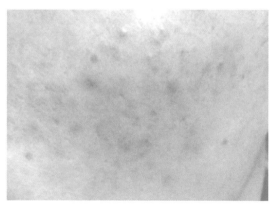

2. 引起的原因

痘印是毛发皮脂腺的一种慢性炎症性疾病，致病因素包括雄激素刺激继发的过度皮脂分泌、毛囊堵塞的毛囊异常角化、痤疮丙酸杆菌繁殖和炎症反应。

3. 有哪些表现

（1）红色斑。

发生于炎症性痤疮病变消退后，常见于较浅肤色的皮肤，并且多持续存在于敏感性皮肤、日光过敏性皮肤或玫瑰痤疮样皮肤。

（2）色素斑。

色素斑是由炎症引发的色素沉着，可以持续存在，较常见于深色皮肤者和经常挑破致皮损（痤疮擦伤）的患者。

4. 有哪些治疗

（1）药物治疗。

外用过氧化苯甲酰、维 A 酸类药物以及医生推荐的一些抗生素软膏，病情严重者医生可能会进行皮损内注射糖皮质激素等。

（2）强脉冲光。

选择性光热作用和刺激胶原增生可以针对所要治疗的痤疮瘢痕颜色进行选择；而激光和强脉冲光对于真皮的热刺激则可以激活组织修复，促进胶原增生，修复凹陷瘢痕。此外，剥脱性激光还具有表皮磨削、焕肤等作用。

强脉冲光是一种非剥脱无创性皮肤治疗技术，具有同时以黑色素、胶原和血红蛋白为靶基，利用足够的能量密度产生选择性光热破坏，导致增生血管的内皮细胞肿胀，管壁痉挛，进而瘢痕组织不同层次的血管闭塞、退化，达到血管靶向治疗。强脉冲光的不良反应小，主要包括短期轻度红斑、肿胀以及色素沉着等，治疗后不影响工作和生活。

（3）染料激光。

脉冲染料激光祛红痘印效果是比较好的。脉冲染料激光是通过一种特定的光束作用于皮肤，能够使皮下的色素颗粒在短时间内分解和爆破，并由人体的代谢系统排出体外，从而达到改善红色痘印的效果。对皮肤的损伤性比较小，而且恢复起来也是比较快速的，通常6天左右就可以恢复。在做完治疗之后一定要做好相应的防晒措施，不可以长时间暴晒在紫外线下，以免出现黑色素沉着。

5. 治疗后护理

（1）皮肤护理。

适度清洁：每日洗脸2~3次即可，或早晚各一次，如果当天运动，就在运动后再洗一次。水温保持在32 ~ 40℃为宜，过冷过热都不行。

做好保湿：长痘期间，除了要去油之外，一定要做好保湿工作，不然痘痘会更加严重。

做好防晒：长痘会有瘢痕，如果不做好防晒，日晒容易导致色素沉淀，留下难看的瘢痕。

使用祛痘产品：当痘痘特别严重时，千万不要让它自生自灭。建议及时使用祛痘产品缓解症状，以免留有痘印。

（2）饮食护理。

拒绝高糖食物：高糖食物会导致血糖升高，刺激胰岛素释放，进而导致痘痘的生成。建议不要吃糖果、饮料和蛋糕等。

拒绝海鲜：海鲜属于腥发食物，不利于痘痘的消除和维护。

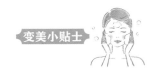
变美小贴士

网络热点问题

1 痘痘早期要注意什么？

好好吃饭（限制可能诱发或加重痤疮的食物，如甜品等高 GI 食物、脱脂牛奶等乳制品）。

好好休息（作息规律，不熬夜）。

好好防护（做好防晒，减少摩擦，湿热环境）。

保持好心情，一定不可以有"过激行为"（切勿用手挤压、搔抓、自行挑痘等）。

2 日常祛痘印有哪些小妙招？

使用祛痘印的面膜、涂抹芦荟汁等对于去除痘印有很好的疗效；用淡盐水早晚各洗一次脸，可以起到祛除痘印的效果。

3 痘印比较严重怎么办？

如果痘印比较严重，可以考虑寻求专业帮助。专业的皮肤科医生可以根据个人情况制订针对性的治疗方案，帮助祛除痘印。

常见的治疗方法包括激光治疗、化学剥脱等。这些方法虽然治疗周期长，但是可以取得比较好的效果。

4 痘痘为什么反复发作？

内分泌失调引起的痘痘复发；便秘是由精神压力高引起的，体内毒素不能一直排出，导致痘痘反复发作；他们平时没有好好洗脸；饮食不注意；额前头发太长，覆盖在前额，使前额闷热，导致痘痘反复发作。

5 痘痘不挤是否会自己好？

还需要根据痘痘的严重程度进行判断：痘痘一旦出现，可能会伴随着白头粉刺、黑头粉刺等现象。如果不是特别严重，痘痘可能会自行变小，直至消失，因此不需要挤就可以自己好。

如果痘痘的情况比较严重，并且出现了脓疱等现象，可以选择手部消毒后采用挤压的方式将脓液挤出，并使用消炎的药物进行治疗，例如红霉素软膏，经过一段时间的治疗后，就可以使痘痘的情况得到改善。

第九节　毛孔粗大

1. 什么是毛孔粗大

毛孔粗大为单个毛孔面积超过 0.02 mm^2。当皮肤老旧角质积聚越多，会使肌肤变厚、变粗糙，毛孔粗大，肌肤也因为无法顺利吸收水分与保养成分，变得暗沉、干燥，加速刺激油脂分泌量，毛孔会再度变大。

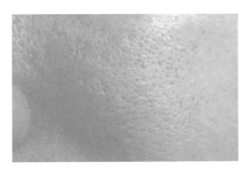

2. 引起毛孔粗大的原因

（1）毛孔污物阻塞，引起毛孔扩大皮肤的表皮基底层不断地制造细胞，并输送到上层，待细胞老化之后，一般都会自然脱落。但是毛孔阻塞者，皮肤新陈代谢不顺利，无法如期脱落，致使毛孔扩大。

（2）皮肤松弛老化，引起毛孔粗大随着年龄的增加，血液循环逐渐不顺畅，皮肤的皮下组织脂肪层也因而容易松弛、缺乏弹性，如果再没有给予适当的保养与护理，容易加速老化，毛孔自然也越加扩大。

（3）抽烟也是引起毛孔粗大的原因之一，香烟可使血管收缩，血液循环减慢，养分无法顺利地送达皮肤细胞，于是干燥、老化就提早报到，脸部线条自然下垂，毛孔撑大。

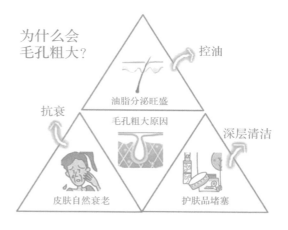

（4）挤粉刺时过度刺激引起皮脂囊积存过多的皮脂，而毛孔受污物阻塞时，毛囊容易发炎。如果再过度挤压粉刺，致使表皮破裂，一旦伤害到真皮，而其缺乏再生功能，便难以产生新细胞，就会留下凹凸瘢痕，使毛细孔变得粗大。

3. 有哪些表现

（1）角质型毛孔粗大。

毛孔现象：黑色或米白色的圆形孔状粉刺，有时会有粉刺突出物。

（2）油光型毛孔粗大。

毛孔现象：毛孔呈现 U 形扩大，同时肌肤泛黄、黯沉。

（3）缺水型毛孔粗大。

（4）椭圆型毛孔粗大，同时肌纹较明显。

4. 有哪些治疗方法

（1）激光治疗毛孔粗大现象，通过不同波长的激光照射到皮肤后，通过选择性光热作用，刺激皮下胶原蛋白的增生并重新排列，不仅阻断了病菌的生长，而且使得皮下组织重新排列之后皮肤更加紧致、更有弹性、更有光泽，达到了多重的美肤效果。

（2）微针美塑、水光注射等治疗也可有效改善毛孔粗大。

（3）常用药物包括维 A 酸、水杨酸、果酸等，可抑制皮肤油脂分泌，一定程度上可改善毛孔粗大现象。

5. 激光治疗分类

蜂巢皮秒激光。在皮秒激光能量基础上加入蜂巢透镜，将激光重新聚焦，进行数百倍放大，生成大量激光点，击破色素细胞、松弛老化细胞及断裂弹性纤维，使身体启动再生修复机制，从而改善毛孔粗大。

B-黄金射频微针。利用无数个微针探头刺破皮肤，然后再利用射频能量将营养物质输入到皮肤的底层，能够促进毛孔内垃圾毒素的排出，通常可以收缩毛孔。

BBL。刺激真皮胶原蛋白生成，加速表皮增值更替，对毛孔粗大有辅助改善作用。

CO_2点阵。CO_2点阵激光将激光发射到真皮层，刺激身体成纤维细胞产生胶原蛋白，使皮肤变得更加充盈、紧致，达到收缩毛孔的目的。

6. 治疗后护理

（1）一般护理。选择温和的清洁产品，对于皮肤油脂较多的人群可适当增加清洁次数，但需注意避免过度清洁。可选用滋润补水的护肤品，有利于促进水油平衡，帮助缓解毛孔粗大，需注意避免过于厚重、油腻的产品。面部毛孔粗大的人群应尽量减少化妆次数，化妆后应认真卸妆，不可频繁使用面膜。

（2）激光治疗。激光方式可促进皮肤紧致、收缩毛孔，对于皮肤松弛老化的人群，可选择此方式，通常效果较好；

（3）其他。避免熬夜，保证充足、规律睡眠，减少或避免食用油腻、辛辣刺激性食物及甜食，多食用新鲜蔬菜水果，适当运动促进代谢，通常均可促进毛孔粗大问题的改善。

此外，对于伴随炎症症状的患者，还需在医生指导下使用消炎药治疗，因此，若毛孔粗大症状较严重，或伴随明显的面部痤疮等，应及时就医。

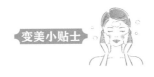

变美小贴士

网络热点问题

1 用冰块怎样收缩毛孔？

将适量的冰块包在毛巾内，敷在脸上至少 1 分钟，每个人的肌肤对冰冷承受能力不同，但至少坚持冷敷 1 分钟，可以看到收缩毛孔的功效。

2 绿茶可以收缩毛孔吗？

将泡开后的绿茶放凉，用清洁后的手指蘸取茶水轻拍毛孔粗大的区域，能有效紧肤。

3 天生毛孔粗大怎样护理？

当油脂分泌过多的时候，一定要记住"收敛"。天生毛孔粗大的特油性皮肤，油脂分泌非常旺盛，尤其是鼻周、下巴、额头部位，最容易长粉刺、痘痘。此时就要选用些简单、实用、温和的祛除痘印产品，及时调理肌肤，防止痘痘进一步恶化。另外，这种因体质关系而造成的毛孔粗大，必须注重清洁、保养，否则毛孔阻塞皮脂腺，死细胞越多，毛孔越扩大。

4 还有哪些注意事项？

生活中一定要注意彻底清洁肌肤，控制水油平衡，擦完化妆水一定要擦乳液保湿。饮食以清淡为好。

第三篇
侵入性注射及
面部疾病手术治疗

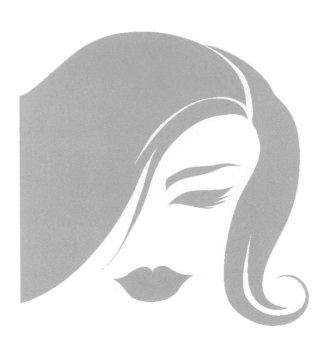

第六章　面部疾病手术治疗

第一节　上睑下垂

1. 什么是上睑下垂

由于上睑提肌的功能减退或消失，患者在平视前方时，上眼睑覆盖角膜上缘及瞳孔，上眼睑覆盖角膜上方超过2 mm，可诊断为上睑下垂。

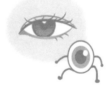

2. 上睑下垂是什么原因引起的

分为先天性和后天性。

（1）先天性上睑下垂：绝大多数是由上眼睑提肌发育不全或者支配它的运动神经（即动眼神经）发育异常、功能不全所致。

（2）后天性上睑下垂：由撕裂伤、切割伤等（外伤），动眼神经病变（神经原性）、皮肤松弛、弹性减退等（老年性），神经纤维瘤、血管瘤（机械性）所致。

3. 有哪些常见症状

患者往往自己不注意，总是抬眉毛，通过额肌过分收缩或昂头姿势来看东西，眼睛睁不动，久而久之造成额部皱纹增多、增深，眉毛上抬。

上睑下垂程度判断如下。

下垂量：单侧上睑下垂者，患眼与正常侧作对比，两眼原位平视前方时，睑裂高度的差称为下垂量。

轻度：上睑缘位于瞳孔上缘，其下垂量为1~2mm，即上眼皮仅遮盖黑眼球上缘。

中度：上睑缘遮盖瞳孔上 1/3，其下垂量为 3~4mm，即上眼皮遮盖黑眼球上 1/3。

重度：上睑缘下落到瞳孔中央水平线，其下垂量约为 4mm 或以上，即上眼皮遮盖黑眼球上 1/2。

4. 治疗方法有哪些

（1）上睑提肌缩短术：适用于肌力在 5mm 以上的轻、中度上睑下垂，术中通过缩短上睑提肌，折叠上睑提肌，使得上睑提肌更好地工作。

（2）额肌悬吊术：额肌是上睑提肌的协同肌，是提高上睑的重要肌肉。此术法适用于上睑提肌力小于 4mm、下垂量达 4mm 以上的重度上睑下垂，上睑提肌无法利用，只有利用额肌作为上睑提肌的动力。此法不适用于进行性重症肌无力或额肌肌力消失的患者。

5. 手术后护理

（1）手术以后要保持正常规律的饮食，不要进食辛辣、刺激性食物，戒烟酒。保持大便通畅，上厕所时不要用力屏气，以防伤口裂开，影响愈合。

（2）注意手卫生，不能用手揉眼睛，观察伤口有无红肿、疼痛。如果有异常和不适，应及时跟医生取得联系并处理。

（3）手术后需要按时点眼药水，注意掌握滴眼药水的正确操作方法，动作要轻柔，拉下眼睑，将药液点在下穹隆部，不要压迫眼球。

（4）手术后，根据医嘱仔细清洁伤口，保持伤口的清洁干燥，注意观察伤口情况。

（5）手术后，上睑被提起，角膜暴露在外面，容易引起感染，为了保护角膜，可以用眼膏封眼。

（6）注意用眼卫生，尽量保障充足的睡眠时间，有利于眼睛的恢复。

（7）手术后尽量不要磕碰、外伤，以防术中悬吊的缝线脱落，导致手术的失败。

（8）手术后根据医嘱进行专门的眼肌训练。

（9）手术后7天拆线，拆线后注意预防瘢痕增生并且遵医嘱定期复诊。

小朋友的上睑下垂，家长更要关注，虽然说这种上睑下垂一定会不影响视力，可以等年纪大一点或成年再做，但是需要考虑小朋友的心理发育。因为等小朋友进入幼儿园、小学之后，如果发现自己的眼睛跟周围的小朋友不一样，可能会产生自卑心理，所以建议在学龄前或上小学之前做手术。

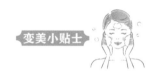

变美小贴士

网络热点问题

1 上睑下垂就是上睑松弛吗?

上睑下垂是一种病理现象，属于肌肉的功能问题，主要是由于体上睑肌发育不良导致功能不全或完全没有功能，导致眼睛无法正常睁开。而上睑松弛是一种生理现象，它是由于衰老导致上睑皮肤松弛出现下垂。随着年龄的增长，皮下真皮变薄，皮肤会越来越松，给人"眯眯眼""三角眼"或"八字眼"的感觉。轻微的上睑皮肤松弛基本不会影响眼睛功能，严重的上睑皮肤松弛、下垂也会遮挡住瞳孔，导致视野受限。

2 上睑下垂什么时候做手术最合适?

轻度的上睑下垂，不影响视力，可以考虑成年以后再进行手术。中、重度的上睑下垂患者，一定要尽早进行手术，因为在生长发育期间会影响患者的视力发展。一般来说，重度的患者 3 岁以后就能进行手术。

3 上睑下垂术后一定会闭合不全吗?

上睑下垂术后不是一定会出现闭眼不全。闭眼不全主要还是与之前下垂的程度相关。术前下垂越严重，例如重度上睑下垂，术后出现闭眼不全的概率就会比较大，轻度或者中度的上睑下垂，出现闭眼不全的概率相对较小。

4 上睑下垂术后眼睑闭合不全会持续多长时间?

一般闭合不全会维持到术后 1~3 个月。白天可以滴眼药水，来保持眼球、角膜的湿润，晚上则需要用眼膏封眼，确保暴露的眼球全部被覆盖，保护角膜，防止发生暴露性角膜炎，同时也可戴上眼罩，防止异物进入眼睛。

5 上睑下垂会不会遗传?

如果是先天性上睑下垂，具有遗传的可能性，但不是绝对会遗传；如果是后天的病理性或外伤性等因素导致的上睑下垂，一般不会遗传。

第二节　重睑成形术

1. 什么是重睑成形术

重睑成形术是改变眼睑的组织结构，对眼睑外形的重新塑造。使上睑皮肤与深部睑板形成粘连，在睑板上提时睑板前方皮肤被提上嵌入形成一条凹沟，也就是重睑皱襞的手术方式。

2. 重睑褶皱形成原因

因种族的不同，各种族在眼睑解剖学上有各自的特点。东方民族因缺少肌纤维延伸到睑板前方，因此约有50%东方人缺少重睑褶皱。

3. 重睑褶皱有哪些表现

重睑褶皱分为先天性和后天性。先天性单睑是指出生的时候就没有重睑褶皱，部分患者随着发育可出现重睑褶皱。后天性单睑主要是因为老年性皮肤松弛造成。

治疗：手术。

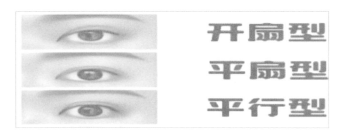

东方人上睑板宽度多为 7~9 mm，因此，重睑褶皱不宜做得太宽。常规设计宽度：一般女性取 7~8 mm，男性取 5~6 mm。

4. 有哪些治疗方法

（1）切开睑板固定法。

适用于皮肤松弛、上睑臃肿或有其他复杂问题的患者。

优点：历史最悠久的重睑成形手术方法。可以调节和改变上睑各层次的结构组织，解决眼睑存在的许多复杂问题。形成后的重睑稳固、持久、褶皱深、富有立体感。

缺点：手术比较复杂，对医生有较高的整形外科手术操作的要求。

手术完全恢复自然的时间较长，一般需要半年左右。

（2）埋线法。

适用于睑裂大、眼睑薄、无臃肿、上睑皮肤无松弛及没有内眦赘皮的年轻患者。

埋线手术方法繁多，常见的有一针法、三针法、四针法等。

一针法：此法在日本较为流行。优点：形成的褶皱甚为牢固、自然，褶皱较窄，呈新月形。线结松脱或缝线断裂，重睑褶皱消失，可用同法或其他方法再次做重睑手术，不留后遗症。

三针法、四针法：术后不必包扎，不像缝线法那样水肿明显。水肿一般1周后消退，褶皱弧度亦自然。如数周后发现不协调现象，可拆除缝结，皮肤切口不必缝合，待眼睑复原2~3周后，可用同法或其他方法再次做重睑手术。

5. 手术前有哪些准备

（1）女性患者注意避开生理期，生理期手术会导致出血量变多。

（2）术前避免发热、咳嗽等感染。

（3）手术前如有基础疾病的，应详细告知医生。

（4）准备一个墨镜、几个小冰袋（术后用于外敷）。

6. 术后应注意什么

（1）手术后第二天，自行打开绷带进行伤口清洁、换药。伤口清理得越干净，越有利于拆线，有利于切口的恢复，有利于减轻瘢痕。所以要重视换药和观察伤口，尤其是前3

天。可用抗菌药液早晚各清洁伤口 1 次，连续使用到拆线为止。

（2）手术后第 1~7 天冰敷：术后高枕卧位间断冰敷至睡前，避免冰袋表面的霜将伤口碰湿，引起感染。切记不可将冰袋直接敷于伤口表面，在此期间不建议热敷。

（3）手术后眼部皮肤会出现淤青发黄的现象，这是术后的正常现象，不用过于热心，随着皮肤恢复，淤青自然消失。

（4）手术后会出现肿胀的现象，在头几天 1 周之内，冰敷，自己不要去做热敷，保持一个良好平稳的心态。

（5）注意健康饮食，避免辛辣刺激性食物，少食活血食物。

（6）术后 1~2 周特别注意不要感冒发热，很容易导致伤口愈合不良，这也是瘢痕形成最主要的原因。

（7）术后 7 天拆线并且做好术后抗疤：拆线后 3 天，预防瘢痕治疗，涂抹瘢痕膏，3~6 个月避免日晒。

（8）术后第 1、3、6 个月门诊随访。

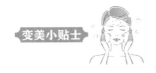

网络热点问题

1 重睑的手术方法有哪些?

重睑的手术方式有全切、埋线、三点式。

2 重睑有哪些类型?

开扇型,是最经典的双眼皮之一,类似桃花眼。开扇形内窄外宽,双眼皮线隐于内眼角,从中间开始变宽。

平行型,双眼皮线与上眼睑平行,双眼皮起点与终点几乎同宽。

平扇型,眼头和平行型近似,眼尾与开扇型近似,结合了两种眼型的优势。

新月型,其最宽处在中央,中间离上眼睑较远,呈新月型。

欧美型,和平行型基本相同,只是立体感更强,宽度更宽,眼窝呈凹陷状态。

3 如何选择合适自己的重睑类型?

一般来说,选择做重睑手术的患者都有自己喜好的类型,在面诊时,医生也会模拟术后的重睑形态,同时根据每位患者的实际情况来进行建议,使每位患者能够更直观、更详细地了解自己适合哪一种类型。

4 重睑术后多久能够化妆？

术后有一定的恢复期，如果太早化妆，化妆品刺激手术切口，可能会引起瘢痕的增生。如果在术后 2~3 周后有重要事宜，不得不化妆，建议避开手术刀口位置，一般术后 3 个月以后可进行化妆。

5 重睑术后的瘢痕多久能够恢复？

在通常情况下，只要进行手术，术后都会留下一定的瘢痕，而瘢痕的深浅，取决于医生的手术技巧和个人体质。大多数人手术后的瘢痕，会在 3 个月以后会变得比较不明显，但真正淡下去可能要半年到一年。如担心痕迹明显，可配合使用抗瘢痕类产品，达到更好的效果。

第三节　老年性上眼睑皮肤松弛

1. 什么是老年性上眼睑皮肤松弛

过多的眼睑皮肤松弛、堆积，上睑呈重力性下垂，甚至超过睑缘，遮盖部分睑裂，影响视野，松弛严重者睑缘被推移内翻。眼睑皮肤变薄，无弹性，出现褶皱。

2. 老年性上眼睑皮肤松弛的相关因素

随着年龄的增长，由于眼睑皮肤增龄老化，发生组织学上的变化，如皮肤细胞脱水、棘层肥厚角化、真皮胶质减少、弹性纤维断裂等。

3. 有哪些表现

眼轮匝肌变薄，眶隔松弛，眶内脂肪膨出，上睑呈现臃肿。松弛很严重的，可能会出现遮盖视野，有些患者表示视物需要手帮忙抬起上眼皮。常伴有泪腺脱垂，外眦下垂，睑裂呈三角形。

4. 手术治疗的方法

（1）单纯上睑皮肤松弛的重睑者。以原有的重睑褶皱线为基线，切除褶皱线上方的松弛皮肤。如原有的重睑褶壁过窄，睑板前方的皮肤松弛有褶皱，可重新设计褶皱宽度，一般取 7~8 mm。

（2）上睑皮肤松弛的单睑者。设计7~8 mm高的褶皱线，切除松弛皮肤，行重睑成形术。

5. 手术前要做哪些准备

（1）女性患者注意避开生理期，生理期手术会导致出血量变多。

（2）术前避免发热、咳嗽等。

（3）手术前有基础疾病的，（如高血压、糖尿病、心血管疾病等）应详细告知医生。

（4）准备一个墨镜、几个小冰袋（术后用于外敷）。

（5）手术前1周禁止使用激素类、扩血管类、抗凝血药物。如有高血压，血压应控制在正常范围内。

6. 手术治疗后应注意什么

（1）手术以后要保持正常规律的饮食，不要进食辛辣、刺激性食物，少食活血食物，戒烟酒。保持大便通畅，上厕所时不要用力屏气，以防伤口裂开，影响愈合。

（2）手术后会出现肿胀的现象，在1周之内，可采用冰敷减轻肿胀，不要热敷，保持一个良好平稳的心态。

（3）注意手卫生，不能用手揉眼睛，观察伤口有无红肿、疼痛。如果有异常和不适及时跟医生取得联系并处理。

（4）手术后，根据医嘱仔细清洁伤口，保持伤口的清洁干燥，注意观察伤口情况。

（5）手术后7天拆线，拆线后遵医嘱定期复诊并做好抗瘢痕治疗。

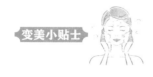

变美小贴士

网络热点问题

1 老年性的上睑皮肤松弛有哪几种手术方式？

通过做一个全切的双眼皮，切除上睑多余的松弛皮肤，不光解决眼皮松弛，并且能得到一个好看的双眼皮。也可以通过进行切眉手术，在眉毛下方切除一部分组织，从而使上眼睑的皮肤变得紧致。

2 上睑皮肤松弛术后可以变年轻吗?

任何手术都无法改变人的年龄，但通过手术可以达到眼周年轻化的效果，让患者整体看起来比之前松弛状态下更年轻、更有朝气。

3 术后多久瘢痕会完全消失?

通常是术后 7 天拆线，拆线后切口部位会有一条细线，一般来说比较浅，近距离看不是很明显。术后 3~4 周，患者基本上能恢复到比较自然的状态。

4 上睑松弛手术后可以保持几年?

术后维持时间与手术的方式、患者的生活习惯和自身状态有关。良好的生活习惯，可更好地保持状态。

5 上睑皮肤松弛手术效果怎么样

通过手术去除松弛的皮肤，改善眼球被遮挡的情况，视野能够更加开阔。

第四节　下睑皮肤松弛症

1. 什么是下眼睑下垂

由于下睑皮肤、眼轮匝肌、眶隔和眦韧带等结构的薄弱、松弛及张力减退，因而在下睑外观上呈现异常和畸形。

2. 有哪些表现

为下睑部皮肤松弛、堆积、眶内脂肪脱出，呈袋状垂挂，外眦位置下移，下睑缘与眼球贴不紧密，下泪点外移溢泪。严重者，由于重力可导致下眼睑外翻等。

3. 由哪些因素引起

主要有眶内脂肪过多及下睑支持结构薄弱两方面。前者常见于原发性眼袋，多见于年轻人，常有家族史；后者常见于继发性眼袋患者，多见于老年人。

4. 可通过哪些手术方式改善症状

（1）结膜入路睑袋整形术（内切眼袋）。

适用于无下眼睑皮肤和肌肉松弛的原发性睑袋的年轻人。

优点：不需要分离眼轮匝肌，组织损伤少，出血少；手术创伤所致的皮下瘀斑、下眼睑水肿，一般在术后 3~5 天消退，瘀斑 7 天可消退。皮肤无切口，故无显露性瘢痕，无睑外翻、睑裂闭合不全等后遗症；下睑结膜切口小，可不作缝合。

缺点：不可同时进行皮肤和眼轮匝肌的整形。

（2）皮肤入路睑袋整形术（外切眼袋）。

优点：可同时进行皮肤和眼轮匝肌的整形。

缺点：恢复时间较长，术后可能会出现一系列不适症状。

①眼睛干燥：下睑缘伤口瘢痕收缩，下睑轻度退缩，睑裂轻度闭合不全所致，一般数月后随着瘢痕松解，症状会逐渐好转或消退。这段时间内应白天滴眼药水，睡前上眼膏。

②溢泪：由于伤口水肿和收缩，对泪液排流产生机械性干扰所致，一般发生在术后数天，症状随局部水肿消退而消失。

③感染：因患者术后护理不当或抵抗力下降，及时就医，遵医嘱使用药物等。

5. 手术前准备

（1）女性患者注意避开生理期，生理期手术会导致出血量变多。

（2）术前避免发热、咳嗽等感染。

（3）手术前如有基础疾病的，应详细告知医生。

（4）准备一个墨镜、几个小冰袋（术后用于外敷）。

6. 手术后需注意什么

（1）手术以后要保持正常规律的饮食，不要进食辛辣、刺激性食物，少食活血食物、戒烟酒。保持大便通畅，上厕所时不要用力屏气，以防伤口裂开，影响愈合。

（2）手术后会出现肿胀的现象，在1周之内，可采用冰敷减轻肿胀，不要热敷，保持一个良好平稳的心态。

（3）注意手卫生，不能用手揉眼睛，观察伤口有无红肿、疼痛。如果有异常和不适应及时跟医生取得联系并处理。

（4）手术后，根据医嘱仔细清洁伤口，保持伤口的清洁干燥，注意观察伤口情况。

（5）内切眼袋不需要拆线，外切眼袋手术后7天拆线，拆线后注意预防瘢痕增生并且遵医嘱定期复诊。

（6）注意观察眼球有无胀痛，如出现眼球胀痛，应及时来医院急诊处理。

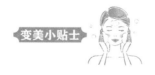

变美小贴士

网络热点问题

1 眼袋手术什么时候做比较合适？

眼袋手术没有明确的年龄规定，如果患者感觉自己眼部脂肪膨出比较严重，影响自身情绪和社交，就可以考虑进行眼袋手术。

2 手术方式选择内切还是外切？

手术方式是根据患者不同的状态来进行选择的。一般来说，年轻患者皮肤相对紧致，脂肪膨出也相对较少，适合进行内切手术。而年龄较大的患者皮肤相对松弛，弹性减弱，脂肪膨出也较为严重，故更适合进行外切手术。

3 脂肪去除得越多越好吗？

我们眼周一部分眶隔脂肪的作用，是用来支撑下眼睑的结构，如果脂肪去除过多就会造成下眼睑凹陷。

4 眼袋和卧蚕有什么区别？

卧蚕在笑起来的时候会特别明显。卧蚕通常4~7 mm，紧邻下睫毛的根部，位于睑缘下方。眼袋是由于脂肪膨出、皮肤松垂、暗沉形成的一种下眼睑看起来隆起比较严重的表现。眼袋位于卧蚕下方，有时还会有泪沟。

5 眼袋切除后会再生吗？

一般情况下，眼袋手术能够比较彻底地解决脂肪膨出的问题，但随着年龄的增长，眶隔结构和皮肤还是会继续松弛。同时不良的生活习惯也会加速衰老，使皮肤状态加速变化，可能会使手术效果维持时间缩短。

第七章　面部衰老注射治疗

第一节　面部衰老的概念

1. 影响面部皮肤老化的因素有哪些

影响因素包括日光、机械作用、不良生活习惯（吸烟等）、基因、污染、过度表情、过度皮肤美容等。

（1）皮肤松弛：眉下垂、眼睑下垂、口角下垂等。

（2）皮下脂肪变薄：上睑、颞部、面部凹陷。

（3）皮肤皱纹增多：额部、外眼角、鼻唇沟。

（4）皮肤变薄。

（5）皮肤弹性降低。

2. 皱纹有哪些表现

由于年龄、抽烟、睡觉时挤压、重力的牵引等因素，都会造成真皮的胶原蛋白和弹性纤维减少，引起皮肤松弛，造成面部皱纹的产生。

皱纹分层：

（1）轻度（20~30岁）：无表情时无明显皱纹，仅在展现表情时可以看到细小皱纹（动力性）。

（2）中度（30~50岁）：无表情时可见细小皱纹，展现表情时可以看到明显皱纹（动力性为主）。

（3）重度（50~70岁）：无表情时即见明显皱纹，展现表情时可以看到深刻皱纹（兼有动力性和松弛性）。

（4）极重度（70岁以上）：有无表情时均见深刻皱纹（松弛性为主）。

3. 面部皮肤主要皱纹特点

上面部（颧以上）：

（1）由于额肌、皱眉肌、和降眉肌的动力性作用，产生额部横纹和眉间川字纹。

（2）眼轮匝肌的动力性作用而导致外眼角鱼尾纹出现并逐渐加深，下眼睑皱纹增多。

（3）降眉肌、鼻肌的动力性作用使鼻背产生横行和斜行皱纹。

下面部：

（1）面部各肌肉的共同作用使鼻唇沟加深。

（2）口轮匝肌的作用使口周皱纹加深。

（3）口角下垂。

第二节　肉毒素

1. 什么是肉毒素

肉毒素的名称来源于腊肠的希腊字 botulus，又称肉毒杆菌内毒素，它是肉毒杆菌在繁殖过程中分泌的一种 A 型毒素。肉毒素作用于胆碱能运动神经末梢，以某种方式拮抗钙离子的作用，干扰乙酰胆碱从运动神经末梢的释放，使肌纤维不能收缩，致使肌肉松弛，以达到除皱美容的目的。

2. 肉毒素的发展历史

1920 年，Dr. Herman Sommer 实施肉毒素的分离、提纯；肉毒素被混入食品、水源或制成气溶剂，作为战争毒剂，用于化学战。

1946 年，Edward Shantz 分离出 A 型肉毒素。

1949 年，Burgen 发现了 A 型肉毒素的作用机制。

1950 年，开始临床应用（Dr. Vernon Brook）。

1973 年，Dr. Alan Scott 报道 A 型肉毒素能使猴的眼外肌减弱。

1977 年，开始用于对人的治疗。

1979 年，FDA 批准 A 型肉毒素用于治疗斜视。

1985 年，扩展带治疗眼睑痉挛。

1986 年，加拿大眼科医生 Jone Kalaso 无意中发现

BTX-A 可以使患者眼部的皱纹消失。最终将 A 型肉毒素引入皮肤除皱领域，并于 1990 年首次发表了相关报告，引发了美容史上的所谓"Botox 革命"。

1989 年，FDA 批准扩展到治疗面肌痉挛。

2003 年，FDA 又批准 A 型肉毒素用于治疗眉间皱纹。

3. 注射肉毒素的优点

损伤小、见效快、操作方便、价格便宜、不影响工作等。和传统的化学剥皮、拉皮、胶原注射、脂肪填充或小切口除皱等方式相比，它只需将一定剂量的肉毒素注射进前额或眉间即可，整个过程仅几分钟，且无痛苦。一般可选择表面麻醉，有助于减少注射产生的不适及疼痛感，会感觉比较舒适、疼痛轻。用冰块进行冷敷，可减轻患者疼痛。

4. 注射肉毒素的缺点

肉毒素除皱有局限性，注射一针肉毒素，维持除皱效果通常为 6 个月左右。

使用肉毒素去皱，一般的鱼尾纹、额头纹、眉间纹、鼻纹和颈部皱纹都可以去除，但最适合于早期的、不太明显的皱纹。如果接受注射者的皱纹很深、皮肤很松弛，效果会大打折扣，所以它不会百分之百有效。

孕妇，哺乳期妇女，重症肌无力患者，过敏体质者，上睑下垂者和心、肝、肺、肾等内脏疾病患者都不能使用肉毒素除皱。至于它的不良反应，因为是严格按照安全剂量注射，所以基本可以避免。

5. 注射治疗面部皱纹的优点

（1）对动力性皱纹针对性强。

（2）作用只针对局部，不累及其他部位，更不累及全身。

（3）不良反应少：很少产生不良反应。

（4）作用时间短：对神经和肌肉都无损伤，一旦超过作用期，可自动恢复其功能。

（5）作用时间长：长期连续使用，可以大大延缓面部皱纹的发展。

6. 注射治疗面部皱纹的缺点

（1）对松弛性皱纹无效，也不能改善皮肤质地，不能适合所有年龄段的患者。

（2）注射后的表情不如原来丰富。

（3）药液可渗透到其他部位，造成表情异常。

（4）注射可能造成局部瘀血，影响外观。

（5）作用时间不够长，需经常注射以维持效果。

（6）某些患者不宜或不能注射。

7. BTX-A 治疗的不良反应

（1）眉下垂、眉不对称、眉形畸变。

（2）上睑下垂、眼周瘀血、闭目不全。

（3）笑（面）容改变、面部动作不对称不协调、异常皱折。

（4）唇下垂、口形变化、口动作异常、咀嚼无力。

（5）颈部无力、吞咽困难、发音障碍。

（6）头疼、头晕。

8. 注射剂量是多少

药物的注射量是根据患者容貌的情况而进行个体化的制订。

注射量取决于肌肉的大小、具体部位和特征。而肌肉大小受性别和个体差异的影响。男性的肌肉比较大，注射剂量也比较大。

（1）皮肤的厚度对用药的影响。

亚洲人的皮肤往往比白人的皮肤厚，年轻人比老年人的皮肤厚，一般情况下，要达到相同效果，厚皮肤所需注射量较大。

在皮肤比较薄的部位，注射位置要浅，到达皮下即可。眼周和口周区域因皮肤较薄，注射要表浅，在较深的部位进行肌肉注射时，要垂直皮肤进针，直达肌腹部位。

（2）皮肤的部位对用药的影响。

上面部皱纹的注射治疗：

主要皱纹：额部横纹、川字纹、鱼尾纹、鼻根纹。

主要针对肌肉：额肌、皱眉肌、眼轮匝肌、降眉肌。

下面部皱纹的注射治疗：

主要皱纹：上下唇皱纹、口角外皱纹、鼻唇沟、唇颏皱纹、颏部皱纹。

主要针对肌肉：口轮匝肌、提上唇鼻翼肌、降口角肌、颏肌。

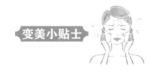
变美小贴士

网络热点问题

1 肉毒素有哪些品牌？

目前国内使用的肉毒素品牌有兰州衡力、美国保妥适、韩国乐提葆以及英国吉适。

2 国产肉毒素和进口肉毒素有什么区别？

国产肉毒素和进口肉毒素的区别在于弥散度的范围。国产的弥散度比进口的大，有优势也有劣势。在眼周或脸部非常精细部位，可以使用弥散度较小的进口肉毒素；

在进行大肌群注射时，可选择弥散度较大的肉毒素。

3 肉毒素安全吗？

一般肉毒素单日注射不应该超过 300U（衡力、保妥适、乐提葆）、750U（吉适）。3 个月内累计注射量不超过 400U（衡力、保妥适、乐提葆）、1000U（吉适）。在这个剂量以内都是安全的。

4 面部注射肉毒素会不会导致僵硬？

很多人第一次注射肉毒素会感觉脸都动不了，做大幅度表情稍显吃力，7 天左右会缓解。

5 肉毒素打完多久见效？

注射肉毒素后，起效时间因人而异，常规一般在 7 天左右能看到效果，一般肉毒素能维持 4 ~ 6 月。

第三节　透明质酸（玻尿酸）

1. 什么是玻尿酸

玻尿酸学名为透明质酸（hyaluronic acid，简称 HA），或称糖醛酸，是由双糖单位（葡萄醛酸 -N- 乙硫氨基葡糖）组成的直链高分子多糖，是一种组织中自然存在的物质。

2. 玻尿酸的来源

玻尿酸在自然界中广泛地存在于脊椎动物的结缔组织、黏液组织、眼球的晶状体及某些细菌的荚膜中。无论来源为何，玻尿酸的化学组成及结构均相同。这种生物兼容性和可吸收性，使玻尿酸作为医药用高分子材料具有无免疫反应产生、材料可被生物体分解吸收的优点。整形用的玻尿酸是经过交联技术处理的、颗粒状的啫喱状物。经过交联技术处理后玻尿酸有着很好的支撑结构，同时大大延迟了玻尿酸在体内的分解速度，因此被广泛用于微创整形中。

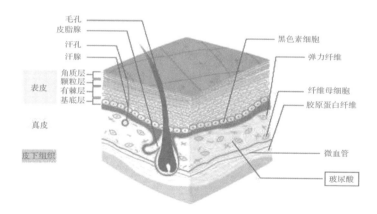

人在年轻时，皮肤中的透明质酸较为丰富，所以皮肤柔软、有弹性。随着年龄的增长，皮肤中的透明质酸逐渐减少，导致肌肤老化，失去弹性与光泽，进而产生皱纹。因此，玻尿酸常被作为美容化妆品的成分及用于注射美容。当玻尿酸注射进皮下组织时，会与人体内原有的透明质酸融合，吸引及"锁"住附近水分，令皮肤膨胀起来。

3. 玻尿酸的作用

修复及保水：1g 玻尿酸可以吸收 500 ml 水分，与胶原蛋白只能携带相当于自身 30 倍的水分相比，玻尿酸可携带相当于自身 500 倍的水分，是胶原蛋白的 16 倍。

4. 玻尿酸的分类

（1）大分子透明质酸（分子量范围 1 800 000 ~ 2 200 000）：可在皮肤表面形成一层透气的薄膜，使皮肤光滑湿润，并可阻隔外来细菌、灰尘、紫外线的侵入，保护皮肤免受侵害。

（2）中分子透明质酸（分子量范围 1 000 000 ~ 1 800 000）：可以紧致肌肤，长久保湿。

（3）小分子透明质酸（分子量范围 400 000 ~ 1 000 000）：能渗入真皮，具有轻微扩张毛细血管、增加血液循环、改善中间代谢、促进皮肤营养吸收的作用，具有较强的消皱功能，可增加皮肤弹性，延缓皮肤衰老。

衡量一个好的护肤品是以含有三种不同分子量的透明质酸成分为衡量标准的，只含有单一分子量透明质酸成分的护肤品作用有限，并不能发挥透明质酸的最佳护肤功效。

5. 玻尿酸在面部美容的应用

（1）玻尿酸美容应用于皱眉纹（眉间纹）及鱼尾纹：过度凹陷之皱眉纹，单以肉毒素注射时，往往无法得到满意的效果，并用玻尿酸注射时，效果会更佳。

（2）玻尿酸美容应用于嘴角纹：嘟嘴时所产生的纹路，虽属动态纹路，用玻尿酸将凹陷之纹路予以填补，即有不错之效果。

（3）玻尿酸美容应用于法令纹（鼻唇沟）：法令纹的消除，是玻尿酸除皱最常见的目的。依照皱鼻纹的深浅程度与部位，一般需2针大分子的注射量，注射部位包括外侧鼻翼凹陷处、法令纹本身与嘴唇外侧下方。

（4）丰唇：一般说来，人的嘴唇会随着年龄的老化而萎缩，出现皱纹，嘴角也会因老化而出现下垂的现象，玻尿酸填充丰唇获得了比较好的效果。

（5）填充脸部：人的老化会造成皮下组织分布的改变，颞部、脸颊、眼眶和嘴唇周围均会凹陷，还会出现法令纹，玻尿酸用于面部填充包括法令纹均受到欢迎，效果也比较好。

（6）隆鼻：尽管隆鼻技术的发展已经到达了一定的高度，然而自玻尿酸注射用于隆鼻以来，因其成型快、无需开刀、无痛苦等优势、使得假体隆鼻等隆鼻术受到了一定的挑战。

（7）填充凹痕：玻尿酸还可用于填充一些痘疤的坑洞、外伤、手术造成的瘢痕，以及先天缺损的不对称等。

6. 玻尿酸注射除皱的原理

含玻尿酸的凝胶被注射于皮肤里层，在皱纹处，形成 45~65 μm 的囊状胶体，将皱纹处的皮肤撑起，并与四周的皮肤组织整合在一起。几周后，随着胶体四周胶原纤维及微血管的形成，皮肤开始出现自然纹理，皱纹被抚平。由于其特有的润滑、保水作用，能够润滑四周组织，使皮肤呈现光滑、细致的效果。

除皱效果可维持 6~12 个月，丰唇约 6 个月，实际成效会因受治者本身各项因素缩短或延长。

7. 玻尿酸注射的优缺点

优点：创伤小、痛感低、见效快、不耽误工作学习，一般来说 1 小时左右就能结束，经常被包装成“午餐美容”，让求美者悄悄地变美。

缺点：难以完全代谢掉。

8. 注射前注意事项

在治疗前，请保持肌肤的清洁，任何化妆品和护肤品都需要清洁干净。建议使用洁面乳和收敛水来清洁皮肤。

使用冷水清洁，以便毛孔收缩。强烈建议患者在治疗前 3~4 天内，不要服用消炎药（如阿司匹林等），因为其有可能会加剧注射部位的出血和肿胀。

9. 注射后不良反应

注射后，注射部位有可能出现轻微红、肿胀、瘙痒并有柔软松弛的触感，是注射后会有的正常反应，上述反应在注射后 24 小时内较明显，通常会在几天后消失。

上述注射后反应持续不见好转、加重或出现其他反应，请及时与您的主治医师联系。

10. 注射后护理

（1）冷敷有助于缓解注射部位的肿胀和不适感，注射后立即用冰袋冷敷注射部位 15 分钟，如果症状仍未缓解，可以重复冷敷，每次 5~15 分钟。长期暴露在 4℃ 及以下的环境中，可能造成皮肤表面冻伤，因此冷敷时间不宜过长。

（2）注射处避免热敷，以免加快玻尿酸吸收，鼻部注射后 15~30 天禁止佩戴框架眼镜和墨镜。

（3）普通针眼需 4~6 小时内不沾水，特殊针眼已用生物胶封口，一般 3~5 天会自然脱落。为预防感染，注射后 6 小时内请不要触碰注射部位；注射 6 小时后，才可使用清水清洗注射部位，同时轻柔地卸妆是可被允许的。

（4）注射部位不应暴露在高温环境下（如过度日晒，日光浴或蒸汽浴）；注射部位不应暴露在极度寒冷的环境下（暴露在0℃以下环境请戴口罩）。

（5）注射部位不可接受皮肤护理（例如注射部位的面部按摩、面膜护理），若注射后出现针眼周围瘀青，属于注射时皮下毛细血管出血，5~7天后会自行消散，严重者7~10天，可用遮瑕霜遮盖。

（6）注射后1周内不要饮酒。

（7）皮肤彻底愈合后才可以进行激光治疗、化学剥脱或其他可引起真皮活动性反应的类似治疗，避免引起注射部位出现炎症反应。

（8）术后1周到3个月尽量以清淡饮食为主，忌辛辣、海鲜、烟酒、发物等刺激类食物。

（9）1个月内不要去美容院以及高温桑拿场所洗脸按摩，2个月内因个体差异会出现轻微的吸收不均匀现象，建议补充适量玻尿酸来解决，也能增加玻尿酸维持的时间。

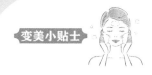

变美小贴士

网络热点问题

1 市面上玻尿酸有多少种?

目前国内市场上合法的玻尿酸只有13种。进口的有4种,国产的有9种。

2 玻尿酸的效果能维持多久?

玻尿酸的效果是暂时的,一般6个月就代谢干净,5~6个月时虽然材料还有残留,但是效果其实早已无法维持,想要保持效果基本需要每年注射3次。

另外,中效、长效玻尿酸的长效成分并不是玻尿酸,而是其他不容易代谢的成分。这种不可代谢的材料,最大的优点是长久,这也是其最大的缺点。这种不可代谢的材料存在各种潜在的风险,更重要的是其万一出问题,非常难以处理。

3 可否长期用玻尿酸隆鼻?

鼻梁整体很低的求美者,如果一定要使用玻尿酸隆鼻,可能需要注射相当大的剂量,而玻尿酸是胶状物,长期的稳定性相对比较差,可在医生的建议下采用手术方式进行改善。

另外，玻尿酸在隆山根和鼻梁上只是有量的限制，而鼻头部和鼻翼部的缺陷就不是玻尿酸可以解决的了。玻尿酸不能解决所有的鼻部问题，比如鼻头过于圆钝、鼻翼肥大等。

4 什么样的人适合用玻尿酸隆鼻、隆下巴？

玻尿酸填充更适合用于本身基础很好、仅仅是线条美感上需要做轻微调整的求美者。

例如，你是准新郎 / 准新娘，或者你近期有个重要宴席、会议需要出席，那么你可以考虑使用玻尿酸进行调整。但如果需要长期稳定的效果，或属于鼻梁山根过低、下巴后缩严重的求美者，玻尿酸并不是那么适合。

5 玻尿酸注射越多，是不是效果越好？

有不少人觉得玻尿酸注射后会被吸收，想维持得久，就要多给面部注射玻尿酸。但是过度注射玻尿酸不仅不能让人变美，反而会导致注射部位产生变形，十分显老。

过量玻尿酸不仅会增加面部注射玻尿酸部位受到的重力作用。例如给苹果肌做填充时，如果注射的玻尿酸量过多，会使玻尿酸吸收过多的水分，使苹果肌处变得肿胀、馒头化；还会增加苹果肌受到的重力，使苹果肌向下移动，造成苹果肌的垮垂。

过量玻尿酸还会增加玻尿酸受到的皮肤回弹力。我们皮肤向外的支撑力是有限度的，如果皮肤内的填充物容量超过皮肤的支撑力限度，皮肤可能会被戳破。但是如果填充物是玻尿酸这类柔软的材料，两者就会相互挤压，使玻尿酸产生形变。比如我们给鼻子的表皮注射过量的玻尿酸，皮肤支撑不住过量的玻尿酸，就会把玻尿酸挤压到皮肤其他有空隙的地方，这会让鼻梁变得越来越宽，从高鼻梁变成"塌鼻子"。

因此，填充玻尿酸最好少量多次，慢慢增加皮肤中玻尿酸的含量，这样更自然、更安全。